le petit ABCdaire

NATUROPATHIE

Audrey Carsalade

MANGO

le petit ABCdaire

NATUROPATHIE

Audrey Carsalade

MANGO

Sommaire

Introduction

Médecine non conventionnelle, la naturopathie est classée parmi les trois médecines traditionnelles mondiales, aux côtés de l'ayurvéda et de la médecine traditionnelle chinoise.

Le terme « naturopathie » vient du latin *natura* (nature) et du grec *pathos* (ressenti, émotion) ce qui signifie « la guérison en fonction de la nature ». Benedic Luct, praticien de santé, s'appuiera sur la publication *Nature's Path*, le chemin de la santé, créant ainsi le nom de *Naturopathy*.

Selon l'OMS, elle est « un ensemble de méthodes de soins visant à renforcer les défenses de l'organisme par des moyens considérés comme naturels et biologiques ».

Elle est, pour ma part, du bon sens, ce que nos arrière-grands-mères savaient et qu'elles auraient pu nous transmettre si le monde moderne n'avait pas étouffé leur savoir.

Être connecté à la nature, cuisiner des produits bruts, respecter le rythme des saisons, utiliser les plantes pour nos maux du quotidien, autant de remèdes que les anciens utilisaient naturellement.

Aujourd'hui, la société a bien changé ; elle va vite, très vite. Pour y répondre, le monde industrialisé a trouvé toutes sortes de solutions : du vite fait, du pas cher, du « sous barquette », de l'instantané. Notre vie est un enchaînement de courses après le temps, à la recherche de la productivité absolue.

La naturopathie, elle, se place comme un art de vivre, une philosophie. Elle prône l'alimentation brute, de saison, respectueuse de notre santé et de notre environnement. Elle engage à une vie plus harmonieuse, à la reconnexion avec notre corps, notre esprit et ce qui nous entoure. Elle invite à se rapprocher de la nature et de ses bienfaits.

La naturopathie, tout comme les autres médecines traditionnelles, s'appuie sur la prévention : être en amont de la maladie, avant le chronique, le lésionnel. Elle cherche à nous maintenir en bonne santé, elle place l'énergie vitale de notre organisme au cœur de sa pratique. Elle invite, et au besoin stimule, le corps pour l'encourager dans sa capacité d'autoguérison. Elle cherche à comprendre l'origine des maux.

La naturopathie s'appuie sur l'humorisme, la science des liquides humoraux de notre organisme comme le sang, la lymphe et les fluides. Ces humeurs sont les liquides dans lesquels baignent nos cellules ; c'est ici qu'elles se nourrissent et rejettent leurs déchets. Pour la naturopathie, nos maladies proviennent d'un encrassement de nos liquides par nos choix en alimentation et en hygiène de vie.

Elle n'est ni sectaire, ni dogmatique, et elle ne s'oppose nullement à la médecine moderne. Elle se veut complémentaire. La vocation d'un naturopathe est d'être un éducateur de santé ; il individualise les enseignements et responsabilise le consultant en le rendant acteur de sa santé.

Au fil des mots-clés de ce répertoire de la santé et du bien-être au naturel, découvrez des informations et des conseils simples et accessibles à tous pour devenir à votre tour partie prenante de votre santé.

A

ACIDO-BASIQUE

(voir aussi Alimentation, Glucides, Lipides, Protéines, Vitamines, Minéraux & Oligo-éléments, Morphotypologie, Émonctoire, Intestin, Réflexologie plantaire)

Notre organisme est composé à parts égales de substances acides et basiques. Pour être en bonne santé, il est nécessaire de conserver cet équilibre, d'où le terme « d'acido-basique ». Mais pourquoi cette notion est-elle fondamentale ? Tout simplement parce qu'un déséquilibre est à l'origine de bon nombre d'inflammations dans notre corps qui, à long terme, peuvent s'avérer désastreuses.

Les conséquences d'un « terrain » ou organisme acidifié

Imaginez une pièce de monnaie plongée dans de l'acide, elle se fera ronger. Il en va de même pour notre corps.

Des acides trop présents dans nos tissus entraînent :

- **des inflammations, des lésions, voir des scléroses de nos tissus :** concrètement, ils enflamment la peau (eczéma, sécheresse, démangeaison...), les yeux (sécheresse, conjonctivite...), les articulations (rhumatisme, mal de dos...), les tendons, les nerfs, les muscles (affaiblissement)... Tout notre organisme est rongé de l'intérieur ;
- **la déminéralisation des tissus :** pour faire face, le corps va chercher à neutraliser les acides (effet tampon) pour rétablir l'équilibre. Il utilisera des minéraux dits basiques en puisant dans ses réserves et entraînant ainsi une déminéralisation de l'organisme (diminution de la masse osseuse – carie, ostéoporose... –, attaque de la peau – crevasses, sécheresse... –, et des phanères – ongles mous et cassants, perte de cheveux... –, calculs rénaux, etc.) ;

- **un dysfonctionnement de certaines enzymes :** les enzymes ont besoin d'un certain pH pour s'activer. Par exemple, le pH doit être alcalin dans la bouche ; s'il est acide, les enzymes fonctionnent moins efficacement, entraînant notamment une digestion plus lente et difficile, une baisse d'énergie (fatigue, moins bonne récupération à l'effort et baisse de la réactivité de notre système immunitaire).

Comment savoir si votre organisme est acidifié ?

Si vous mangez des produits industriels, fumez, buvez des cafés, ou vivez dans un environnement pollué, si vous êtes sujets au stress, au surmenage, vous avez de grandes chances d'être acidifié.

Vous l'aurez compris, nous sommes tous plus ou moins acidifiés. Observez vos symptômes ? Vous reconnaissez-vous dans la description des « conséquences de l'acidification » ?

Si malgré tout, vous souhaitez en avoir le cœur net, il est possible d'acheter en pharmacie un papier pour mesurer votre pH urinaire. L'idée est de mesurer chaque miction de la journée et ce, sur au moins 2 à 3 jours. Le pH devrait se situer entre 7 et 7,5 (sauf pour la première miction qui est le fruit de l'élimination de notre corps, la nuit, et qui est donc toujours acide). Si votre pH est majoritairement en dessous de 7, vous êtes acide.

Conseils de votre naturopathe

1• Mangez mieux

Reprenez les conseils de la rubrique Alimentation en privilégiant le brut.

Dites non !

... à la surconsommation :

- de protéines animales, et dérivés (produits laitiers) ;
- de céréales et sucres raffinés (blancs) ;
- d'excitants types café, thé, cacao ou encore alcool.

Dites oui !

- aux légumes verts et colorés (sauf la tomate) ;
- aux céréales semi-complètes ou complètes ;
- aux bonnes huiles oméga-3 comme l'huile de lin, l'huile de poisson, ou encore des avocats ;
- aux amandes et autres oléagineux.

2• Pensez à faire fonctionner vos émonctoires !

Notamment la peau, les reins et les poumons qui participent à l'élimination des déchets acides. Voir Émonctoire.

3• Réduisez votre stress

C'est sûrement l'un des facteurs clés de notre acidification. Certains avancent même que le surmenage mental est 400 fois plus acidifiant que l'alimentation. Quoi qu'il en soit, il augmente le taux d'acidité dans notre corps et puise dans nos réserves, notamment en magnésium, calcium ou potassium.

Par exemple, lorsque vous êtes stressé, votre corps produit du cortisol (hormone du stress) qui a pour effet d'entraîner la fuite du potassium et du calcium au niveau rénal et donc une fuite de minéraux.

4• Le juste équilibre sportif

Si la sédentarité empêche l'élimination des acides, certaines activités physiques trop intenses dans la durée, notamment chez les sportifs de fond (vélo, course de type semi-marathon...) entraînent également une acidification des tissus et une perte de minéraux. Si vous ne pouvez pas vous passer de ce type d'efforts, pensez à vous reminéraliser et à travailler sur l'équilibre « acido-basique » de votre organisme. Le juste équilibre serait de pratiquer une activité physique quotidienne de 30 minutes (marche, yoga, vélo...) permettant la transpiration et l'oxygénation de votre organisme sans pour autant l'acidifier.

A

5• Pensez morphotypologie

Certains individus ont des émonctoires plus réactifs, ils ont également une meilleure gestion du stress. On parle alors de sanguino-pléthoriques ou carboniques. Si vous êtes plutôt dans la catégorie des neuro-arthritiques, vous êtes d'une constitution plus réceptive au stress (qui acidifie votre organisme). Pensez à faire davantage de pauses, à vous éloigner des sources de stress trop répétitives et à vous reconnecter à vous-même à travers la nature ou une activité qui permettra de laisser libre cours à votre créativité. Pour déterminer votre profil, n'hésitez pas à vous reporter aux mots-clés Morphotypologie ou encore Constitution, Tempérament et Diathèse.

6• Pensez intestins

Vos intestins étant le dernier lieu d'absorption de vos nutriments, leur état aura une conséquence sur votre minéralisation ou déminéralisation. L'idéal est d'aller aux toilettes entre une à trois fois par jour. Les selles doivent être ni trop molles, ni trop dures. Si vous ressentez des gênes (ballonnement, brûlure, constipation, diarrhée...), n'hésitez pas à vous rapprocher rapidement de votre naturopathe qui sera à même de vous donner des conseils personnalisés.

7• Pensez pierre ponce et réflexologie plantaire

L'acidité se dépose sous nos pieds, notamment au niveau de nos talons. Pensez à frotter vos pieds régulièrement. Une séance en réflexologie plantaire pourrait être fortement bénéfique.

8• Pensez global !

Vous l'aurez compris, une consultation en naturopathie, c'est un état des lieux à 360 degrés. 1 001 raisons peuvent être à l'origine de votre acidose, avec en premier lieu, l'état de votre système nerveux.

ACTIVITÉ PHYSIQUE

(voir aussi Acido-basique, Intestin, Peau, Poumon)

La sédentarité est un vrai problème pour notre organisme : les liquides organiques stagnent, les déchets s'accumulent et le corps s'encrasse. L'activité physique fait partie intégrante de la base des recommandations en naturopathie.

Une personne sédentaire ne transpire plus, elle n'utilise donc pas l'émonctoire peau (l'une des portes de sortie de nos déchets). Elle souffre généralement de constipation chronique, de problèmes acido-basiques, de douleurs articulaires, son système lymphatique stagne...

Les bienfaits de l'activité physique

- Davantage d'oxygénation des liquides et des cellules, et meilleure vascularisation des tissus ;
- un retour veineux optimisé ;
- un système cardio-vasculaire en meilleure santé ;
- une meilleure circulation de la lymphe grâce aux contractions musculaires ;
- l'harmonisation des systèmes orthosympathiques et parasympathiques, la diminution du stress grâce à la libération d'endorphines (hormones du plaisir) et son rôle mécanique sur le diaphragme libérant les énergies et la respiration ;
- une thermorégulation de notre organisme plus efficace ;
- la régulation de notre pH (acido-basique) par la sollicitation de nos émonctoires (peau et poumons) ;
- davantage de réponses immunitaires via un meilleur échange cellulaire des globules blancs ;

- la tonicité de nos muscles, un renforcement des articulations et une meilleure motricité.

Conseil de votre naturopathe

Il est préférable d'avoir une activité courte (20 à 30 minutes quotidiennement) qu'une seule séance de sport intensive par semaine. De plus, à partir de 15 à 30 minutes d'efforts soutenus, notre corps libère des endorphines (hormones du plaisir), de quoi mettre de la joie au quotidien.

Mise en garde : sports d'endurance et histémie-reperfusion intestinale

L'activité physique est essentielle au bon fonctionnement de notre organisme. Néanmoins, lorsqu'elle est intense et soutenue, elle engendre notamment la production d'acide urique et donc une acidification du corps qui devra être « tamponnée » par les éléments bases de notre corps. Trop d'acidité peut être à l'origine de nos blessures.

Répercutions sur les intestins

Une grande partie de notre sang est utilisée par notre système digestif. Pendant notre activité sportive intense et soutenue, le sang disponible au niveau du tube digestif est ramené dans les muscles pour les alimenter pendant l'effort. Lors de cette activité intense, l'organisme produit des radicaux libres contenus dans le sang qui seront immédiatement ramenés dans le système digestif après l'effort. Ce sang gorgé de déchets entraîne des inflammations intestinales et provoque très souvent une hyperperméabilité intestinale.

En cas d'efforts de longue durée, il faudra notamment penser à travailler sur une alimentation hypotoxique – riche en antioxydants –, à renforcer votre barrière intestinale et à travailler sur votre hygiène de vie.

ALIMENTATION

(voir aussi Glucides, Lipides, Protéines, Vitamines, Minéraux & Oligo-éléments, Acido-basique, Neurotransmetteurs)

Perdus au milieu d'un flot gigantesque d'informations et de régimes en tous genres, nous oublions l'essence même de l'alimentation : celle de nous nourrir.

L'alimentation est notre carburant, notre énergie, son rôle est d'apporter à notre organisme tous les nutriments nécessaires pour qu'il puisse fonctionner de façon optimale.

Pas de nutriment signifie pas de carburant pour notre corps.

Cela semble évident et pourtant... Nous consommons encore bien souvent une alimentation dénaturée (de type industrielle) qui a subi de nombreuses modifications et dans laquelle on retrouve beaucoup d'additifs alimentaires. Pour des raisons de coût, la qualité est également moins au rendez-vous. Ces choix d'alimentation moderne impacte notre corps, l'encrasse peu à peu, ouvrant ainsi la porte à de nombreuses maladies. Des acides gras de mauvaises qualités impactent notre cholestérol, les aliments trop sucrés impactent l'état de notre pancréas...

Il n'est nul besoin d'être à 100 % imperméable à l'alimentation industrielle mais simplement de se rendre compte que vous ne pouvez pas espérer manger de la *junk food* et n'observer aucune conséquence sur votre organisme.

Quels sont les nutriments indispensables et en quelles quantités ?

Lipides, glucides, protéines, vitamines, minéraux et oligo-éléments (développés dans le livre). Tout ce que l'on trouve à l'état naturel autour de nous, dans et sur notre sol ou sur nos arbres.

Voici l'assiette typique « naturopathie » qui fait la part belle aux légumes (50 %) !

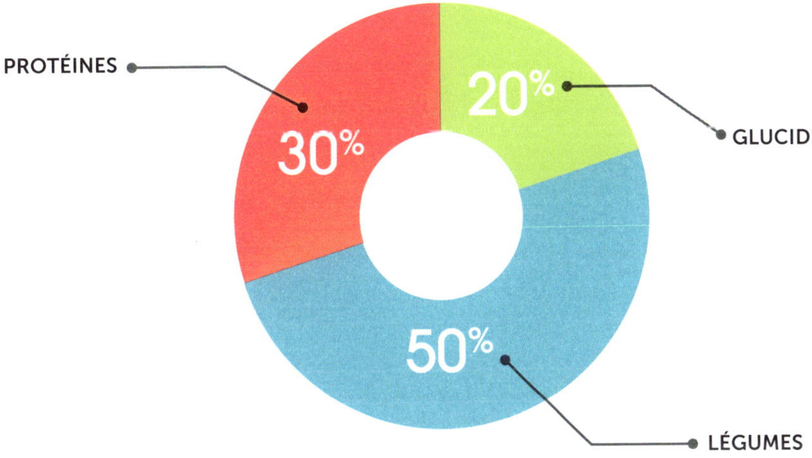

Pour faciliter la digestion, votre naturopathe vous déconseillera de manger autant de protéines que de glucides. L'idée est de privilégier l'un des deux. Dans l'assiette ci-dessus, on a privilégié les protéines aux glucides. Il est possible d'inverser selon ses besoins.

En effet, il faudra l'adapter à votre sexe, à votre corpulence, à votre âge, à votre activité physique et à vos besoins énergétiques. Il vous faudra également prendre en considération vos convictions (véganisme) ou encore vos problématiques particulières (intestins irritables, allergies, intolérances...). Le meilleur moyen est d'écouter votre satiété et vos besoins. En cas de doute, n'hésitez pas à prendre rendez-vous avec un naturopathe qui vous accompagnera dans la personnalisation de votre assiette.

Vous l'aurez compris, la notion de bio-individualité est très importante. L'alimentation de votre voisin peut être idéale pour lui et catastrophique pour vous. Cette assiette est donc à personnaliser, mais l'idée générale est là.

Apprendre à s'écouter est encore le meilleur moyen de savoir ce dont vous avez besoin.

Comment construire ses repas tout au long de la journée ?

Quelques règles à respecter :

- manger uniquement lorsque l'on a faim ;
- manger à satiété ;
- mastiquer pour éviter d'alourdir le système digestif ;
- une crudité en début de repas pour activer les enzymes de digestion ;
- boire plutôt hors des repas pour ne pas « noyer » son système digestif ;
- les fruits crus uniquement hors des repas ;
- manger de tout, oui, mais pas forcément au même repas, pour ne pas alourdir le système digestif. Rappelez-vous que plus vous mélangez, plus cela demande un effort important à votre organisme pour digérer votre repas.

Vous comprendrez donc qu'il est difficile d'établir une journée de repas type correspondant à l'ensemble des lecteurs, notamment lorsque l'on parle de respecter sa faim.

Dans de nombreuses écoles de naturopathie, nous travaillons selon la chronobiologie du corps : respect des saisons, de la luminosité...

Cette notion intervient également dans la relation entre notre alimentation et les différents besoins de notre organisme et plus précisément de nos neurotransmetteurs :

- le matin, nous avons besoin d'un starter, la **dopamine,** neurotransmetteur de l'exploration de la vigilance, de la réactivité ;
- pendant la journée, nous avons davantage besoin d'**adrénaline,** neurotransmetteur de l'excitation et de réponse au stress, et de **noradrénaline,** impliquée dans la vigilance, l'attention, les émotions ou l'apprentissage ;

- puis vers le milieu de journée, nous commençons à redescendre grâce à la **sérotonine,** neurotransmetteur du bien-être, du bonheur et antagoniste de la dopamine ;
- enfin, le soir, la **mélatonine** viendra accompagner notre sommeil puisqu'elle influence nos rythmes biologiques.

Ainsi en favorisant une alimentation propice à la création de ces différents « messagers », nous optimisons et accompagnons au mieux notre rythme chronobiologique.

Le matin

Le matin, nous avons besoin de matériaux de construction qui ne perturbent pas la glycémie.
On évitera ainsi le sucré qui entraîne un pic réactionnel vers 10 h avec une envie de grignoter. Les protéines (œuf, saumon, tofu, houmous...) et les « bons gras » (lipides : avocat, oléagineux, purée d'oléagineux...) sont les piliers de notre alimentation.

Il est tout à fait possible d'y ajouter une tranche de pain semi-complet ou complet au levain pour optimiser sa digestibilité ou des céréales type flocons d'avoine.

En hiver, on peut avoir davantage besoin de repas consistants, alors qu'en été, on peut aisément partir sur des fruits secs agrémentés de protéines et de lipides ou un simple smoothie.

Le déjeuner

L'objectif du déjeuner est de stabiliser notre énergie.

Une crudité ou un jus de légumes pour commencer, puis des légumes cuits peuvent accompagner à merveille une protéine majoritaire et un féculent minoritaire (et inversement). Le choix se fera en fonction de vos préférences et de vos besoins corporels. Il est préférable de ne pas prendre de dessert à la fin de votre déjeuner pour éviter de ralentir la digestion et ainsi éviter la fatigue postprandiale (fatigue après repas).

Le goûter

Le goûter est le moment charnière de la journée pour sécréter la sérotonine, relâcher les tensions et éviter de se ruer vers son frigo lorsque l'on rentre chez soi. C'est le moment idéal pour une pause sucrée.

Quelques exemples : fruits frais, smoothie, cookies maison, chocolat noir, gâteaux maison, compotes...

Le soir

Le soir, les enzymes de digestion sont moins actives. De plus, notre organisme profite de la nuit pour se détoxifier, chose qu'il ne pourra pas faire de façon optimale si son énergie est concentrée sur la digestion. Le jeûne nocturne est donc une étape indispensable pour nettoyer son organisme et repartir sur une nouvelle journée pleine d'énergie.

On essaie par conséquent de végétaliser l'assiette autant que possible, avec des légumes crus et cuits, ainsi que des protéines plutôt végétales qui sont tout aussi rassasiantes (pois chiche, tofu...) que les protéines animales et on limite l'apport en glucides.

Ralentir son rythme (temps calme, lumière tamisée...) permet également de créer de la mélatonine. Pour rappel, la sérotonine est le précurseur de la mélatonine.

Les quatre règles d'achats

1• Des produits bruts

Une alimentation la plus brute possible (une tomate, un concombre, une pomme...) pour éviter tous les additifs préjudiciables (colorants, épaississants...) pour notre organisme contenus dans l'alimentation industrielle.

2• Une alimentation de saison et locale

Plus un fruit ou un légume voyage, plus il a de chance de perdre de son intérêt nutritionnel. La vitamine C, par exemple, est particulièrement fragile ; il n'y a donc peu d'intérêt à consommer un kiwi provenant d'un pays étranger. La nature est bien faite, elle s'adapte aux saisons et nous apporte tout ce dont nous avons besoin à l'instant T.

3• Biologique ou agriculture raisonnée

L'agriculture intensive appauvrit les sols et les vide de toute substance. De même, elle utilise de nombreux pesticides dont les effets sont dévastateurs pour notre organisme.

L'agriculture labélisée « biologique » est soumise à un cahier des charges très strict dans l'optique de la préservation de l'environnement (rotation des champs...), des animaux (pas d'élevage hors sol, davantage d'espace, accès extérieur...) et de la santé (pas d'OGM – organisme génétiquement modifié –, ni de produits chimiques). Elle fait régulièrement l'objet de contrôles.

L'agriculture raisonnée est tout aussi intéressante mais elle est soumise à moins d'exigences. Aucune interdiction, par exemple, quant aux OGM.

N'hésitez pas à vous rapprocher de vos producteurs locaux pour en savoir plus.

4• Varier son panier

Il n'existe aucun aliment unique permettant de couvrir tous nos besoins journaliers. Ceci est valable autant pour les légumes et fruits que pour les protéines, les glucides et les lipides.

Et le gluten dans tout ça ?

Le terme « gluten » vient du mot latin *gluten* signifiant « colle, glu, gomme ». Cette protéine a pour particularité de donner une texture moelleuse et élastique aux pains, aux pâtisseries... On en retrouve dans le blé, le seigle, l'épeautre, le Kamut, l'orge, l'avoine (sauf s'il est certifié sans gluten) et le triticale.

➔ À noter que le blé d'aujourd'hui n'a rien de comparable à celui de nos aïeux puisqu'il a subi un grand nombre de modifications génétiques. Les blés originels contenaient 14 chromosomes contre 42 aujourd'hui ! C'est dans le blé moderne que nous rencontrons le plus de problématiques liées à la digestion.

➔ La consommation de gluten augmente notamment la perméabilité intestinale. Il est recommandé d'en limiter sa consommation. Méfiez-vous également des substituts industriels sans gluten, où sont incorporés des additifs pour redonner à l'ensemble une texture « élastique ». Pensez à lire les étiquettes.

Et la caséine ?

La caséine est la protéine contenue dans le lait qui, tout comme la gliadine (protéine du blé), ne peut être entièrement digérée par l'homme. Elle aurait une incidence dans la perméabilité de nos intestins. Sans l'éliminer totalement, pensez à surveiller votre digestion (diarrhée) et autre symptômes (maux de tête...).

ALLOPATHIE

(voir aussi Holisme, Causalisme)

Il s'agit de la médecine conventionnelle et moderne que nous connaissons tous. On pourrait la qualifier de médecine antisymptomatique et palliative puisqu'elle répond à un symptôme par un traitement et supprime ou diminue un dysfonctionnement de notre organisme.

C'est également une médecine de spécialité, ce qui est à la fois sa force et sa faiblesse.

Sa force puisqu'elle est LA médecine d'urgence par excellence. Sa faiblesse puisqu'en se spécialisant, elle ne voit plus notre organisme comme un tout. On cherchera à éliminer le symptôme (le rhume, la bronchite, l'inflammation...) sans en connaître la cause première.

Elle s'attardait également trop peu sur notre carburant, l'alimentation. J'en parle à l'imparfait car les anciennes et nouvelles générations semblent s'ouvrir peu à peu à la complémentarité que les « médecines douces » peuvent offrir à leurs patients. Le Professeur Joyeux est à mon sens la porte-parole exemplaire de cette volonté d'ouverture d'esprit et de complémentarité. Loin de remplacer le diagnostic du médecin, ces médecines douces, dont la naturopathie, prennent davantage le temps de travailler sur l'alimentation ou l'hygiène de vie.

Primum non nocere (« en premier ne pas nuire »), le patient d'abord.

On pourrait également regretter les effets secondaires de certains médicaments, mais c'est un autre sujet.

Conseil de votre naturopathe

Misez sur la complémentarité entre la médecine moderne et la naturopathie.

B·C

BILAN DE SANTÉ

(voir aussi Morphotypologie, Constitution, Tempérament, Diathèse)

Un bilan de santé dure en moyenne une à deux heures, selon les problématiques rencontrées.

Il se divise en six points.

- **Informations générales** : âge, antécédents médicaux et familiaux, traitements en cours, poids, contraception...
- **Observations** : morphologie, phanères, iris (iridologie pour ceux qui la pratiquent), texture et couleur de la peau...
- **Rétrospective** : de vos maladies, de vos accidents, de vos chocs émotionnels...
- **Analyse de vos systèmes** :
  - digestif (gaz, ballonnements, aigreurs...) ;
  - circulatoire (frilosité, varices, hémorroïdes...) ;
  - génito-urinaire (cystite, syndrome prémenstruel, ménopause...) ;
  - respiratoire (troubles ORL, fréquence...) ;
  - cutané et phanère (état de la peau, des ongles, des cheveux, des dents) ;
  - ostéo-articulaire (rhumatismes, douleurs articulaires...)
  - sensoriel (la vue, l'ouïe...) ;
  - neuropsychique (stress, sommeil, fatigue, moral...).
- **Habitudes de vie** : activités physiques, loisirs, vacances, tabac, alcool, café...
- **Et bien sûr, alimentation** : la composition de vos assiettes, vos attirances pour un type d'alimentation...

CAUSALISME

(voir aussi Holisme, Hygiénisme, Humorisme, Vitalisme, Alimentation)

Le causalisme fait partie des cinq fondements de la naturopathie et consiste à rechercher la cause de nos maux. Pourquoi, par exemple, avons-nous un rhume, une fatigue inexpliquée ou des problèmes de digestion ? Pour un naturopathe, les symptômes ne sont que des conséquences ; il faut trouver les facteurs déclenchants et tenter de les supprimer.

Il existe deux grandes catégories de causes :

- **La cause humorale** : lorsque notre organisme et plus particulièrement nos humeurs (les liquides internes de notre organisme) sont saturés de déchets. Il faudra donc changer son alimentation et son hygiène de vie et accompagner ce surplus qui déborde vers la sortie (drainage).
  Un rhume est typiquement le cas d'une surcharge de lipides ou de glucides. Ce surplus, visqueux, est éliminé via notre système ORL. Il faut donc l'accompagner vers la sortie puis nettoyer l'organisme.
  La sédentarité, les cosmétiques, la pollution... Autant de facteurs qui s'accumulent et viennent perturber notre hygiène de vie.

- **La cause psychosomatique** : les non-dits, les peurs, les angoisses mal dissimulées, le stress. Il s'agira davantage d'orienter le consultant vers des techniques de relaxation avec éventuellement l'accompagnement d'un autre professionnel. Le naturopathe, lui, pourra bien évidemment travailler sur l'alimentation et l'hygiène de vie à l'aide de plantes ou de compléments adaptés.

Le rôle du naturopathe est de vous rendre acteur de votre santé, de vous apprendre à mieux identifier les causes de vos maux. À l'aide de réformes alimentaires et de modifications dans votre hygiène de vie, vous aurez les clés pour préserver la santé de votre organisme.

CONSTITUTION

(voir aussi Morphotypologie, Tempérament, Diathèse)

La constitution est immuable, il s'agit de l'innée, de l'hérédité (notre patrimoine génétique) qui nous est transmis à la naissance. C'est également l'acquis : notre culture et nos valeurs.

Il existe différentes versions de la constitution : **hippocratiques, homéopathiques...**

Celles choisies ici sont les constitutions **naturopathiques** car elles sont, à mon sens, les plus simples pour une première découverte.

Simples car les humains sont regroupés en deux catégories : les sanguino-pléthoriques et les neuro-arthritiques.

Le sanguino-pléthorique

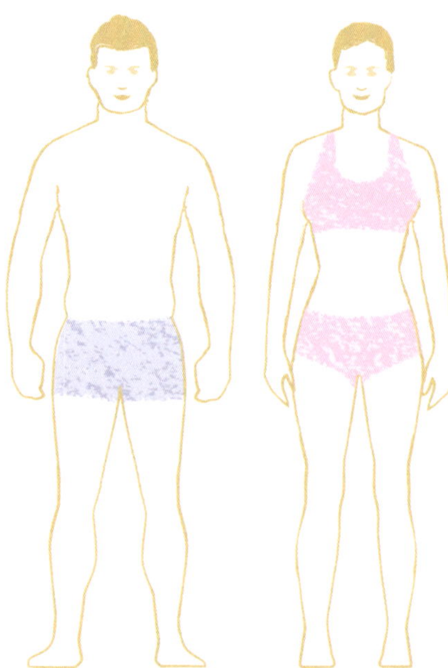

Sanguino : pour leur teint rosé et tout ce qui tourne autour des risques de maladies cardio-vasculaires.

Pléthorique : pour le trop-plein qui risque de surcharger leur organisme.

Leur morphologie

Ils sont plutôt trapus, bien charpentés, une masse osseuse importante, notamment visible dans les poignets. Ils ont un visage plutôt carré et sont hypolaxes. Une tendance à la dilatation, c'est-à-dire à la prise de poids.

Leur physiologie

Ils ont le teint rosé, la peau chaude ; ils ne craignent pas le froid. Leurs émonctoires (foie, reins, intestins, peau et poumons) fonctionnent très bien.

Leur psychologie

Ils sont solides, joviaux, très bons communicants, naturellement extravertis. De vrais épicuriens. Un côté parfois bourru qui cache une grande sensibilité.

Les pathologies associées

En bons épicuriens, ils ont tendance à abuser des bonnes choses. Leur système digestif fonctionnant particulièrement bien, ils ne se privent pas, d'où un risque de prise de poids. Gare à leur système cardio-vasculaire, à la sédentarité et à leur système digestif qui finira par lâcher.

Conseil de votre naturopathe

Bien plus puissants et résistants que le neuro-arthritique, il leur faut apprendre à ne pas surmener leurs systèmes cardio-vasculaire, digestif et glandulaire (thyroïde, pancréas...). De la mesure dans toute chose !

Le neuro-arthritique

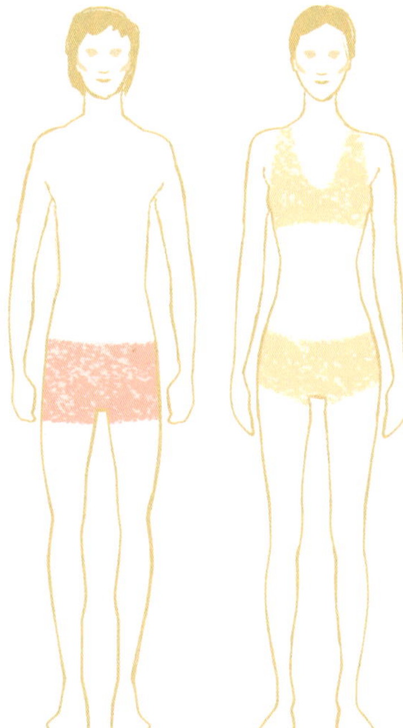

Neuro : pour les pathologies associées au stress.

Arthritique : pour les maladies liées à l'inflammation telle que l'arthrite.

Leur morphologie

Une silhouette naturellement plus fine, des membres longs, une ossature fine (visible notamment au niveau des poignets), avec un visage plutôt en forme de triangle ou de rectangle vertical. Une tendance à la rétractation au fil des années, donnant l'impression d'un certain « assèchement » : les joues se creusent, les traits sont plus marqués.

Leur physiologie

Une peau plus pâle, parfois jaunâtre en lien avec leur foie. Plus fragiles que le sanguino-pléthorique, les neuro-arthritiques doivent davantage se ménager vis-à-vis du stress. Ils sont plus frileux, une tendance aux maladies inflammatoires telles que l'arthrite et leurs émonctoires fonctionnent moins bien ou de façon irrégulière.

Leur psychologie

Ce sont de grands sensibles, de grands intuitifs et créatifs, qui intellectualisent souvent trop, ce qui les rend parfois excessifs. On les dit plus introvertis, plus sauvages.

Les pathologies associées

Des maladies d'acidification, dues notamment au stress avec des inflammations ou des rhumatismes. Le stress aura également tendance à les déminéraliser (peau, cheveux, ongles…). Il faudra prêter attention à leurs émonctoires et à leur stress.

Conseil de votre naturopathe

Bien plus sensibles que le sanguin-pléthorique, il est intéressant pour eux d'exprimer leur créativité, de prendre soin de leurs émotions et d'essayer d'adopter une hygiène de vie plus stricte que les sanguino-pléthoriques en évitant les abus (alcool, repas trop copieux…).

LES CONSTITUTIONS NATUROPATHIQUES

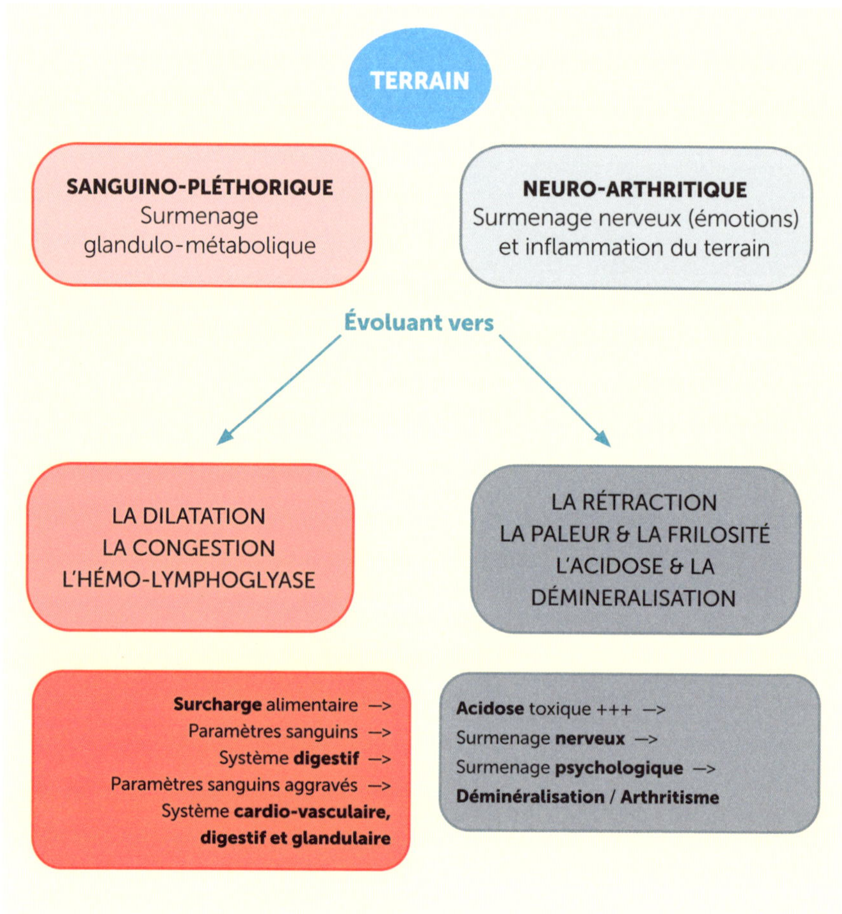

CRISE D'ÉLIMINATION

(voir aussi Alimentation, Émonctoire, Encrassement)

La crise d'élimination peut être vue comme un effort de votre organisme pour éliminer un « trop plein » (excès alimentaire, trop de laitages...).

Ce surplus peut être métabolisé sous forme de :

- cristaux (maladies de type acides, inflammatoires, douloureuses : rhumatisme, otite...) ;
- colles (maladies de type visqueux, gluants, non douloureux : rhume, pus, catarrhe...).

Je sais que cela semble un peu surprenant à la première lecture, d'autant que nous sommes encore peu habitués à faire un lien de cause à effet.

Mais à partir du moment où la connexion sera faite entre vos choix alimentaires (causes) et vos symptômes (rhume, sinusite, arthrite...), vous pourrez enfin reprendre le plein pouvoir de votre santé et devenir acteur de votre bien-être.

L'information ne serait pas complète si l'on ne tenait pas compte de notre patrimoine génétique et de nos antécédents médicaux mais vous avez ici une idée qui pourrait bien révolutionner votre vie.

Cette crise d'élimination sera intimement liée également aux capacités de votre organisme, notamment à celles de vos émonctoires qui peuvent être saturés. En clair, si votre foie est saturé ou malade, il aura toutes les difficultés du monde à pouvoir faire son travail de filtration.

À noter également que d'autres facteurs tels que la sédentarité, la sous-oxygénation, la qualité de nos liquides (notre organisme est fait à 70 % de liquide), le manque d'eau, etc., peuvent ralentir ou empêcher cette élimination.

LES PERTURBATIONS MÉTABOLIQUES

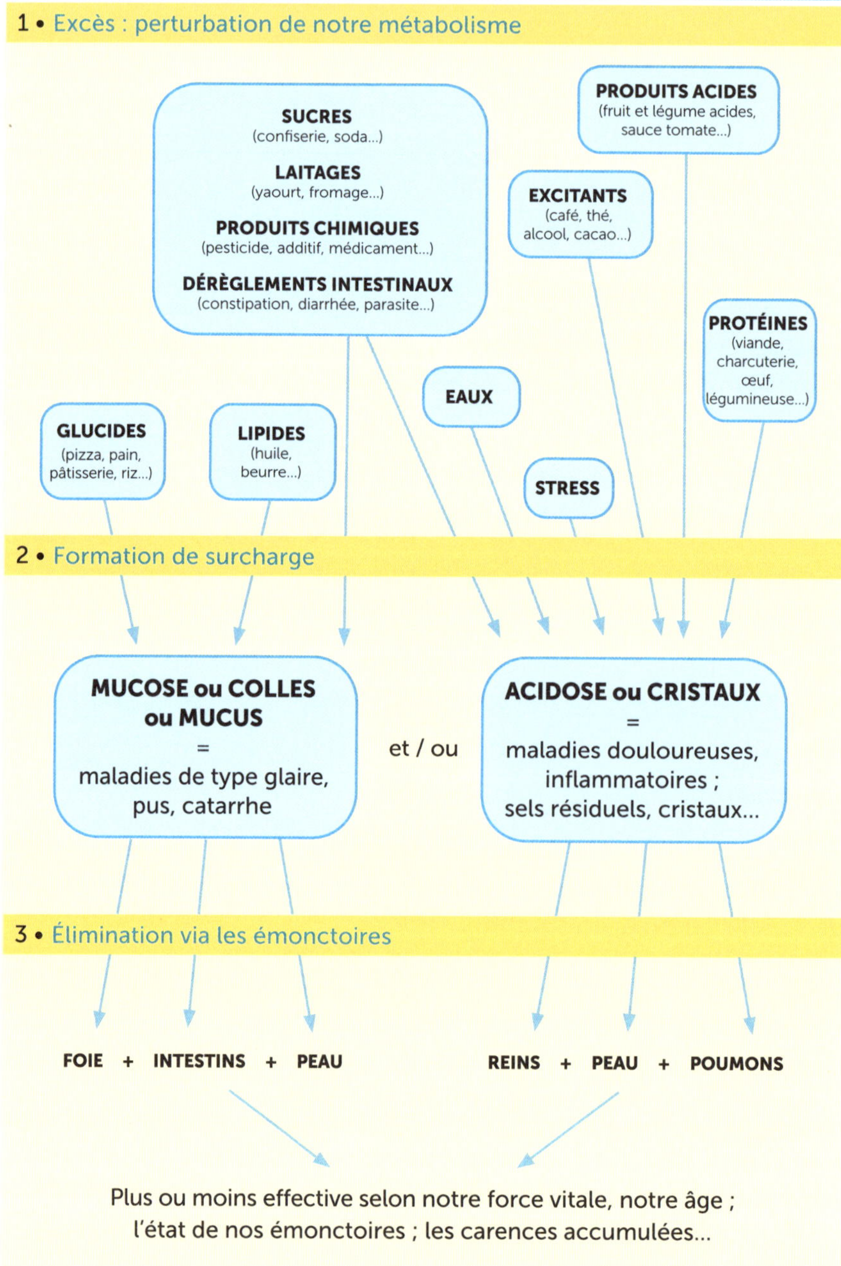

Les deux grands groupes de déchets : colles et cristaux

B à C

Les cristaux

Les cristaux sont des déchets durs et pointus, ils sont douloureux. Ils sont solubles dans les liquides et seront évacués par les reins et les glandes sudoripares (la sueur de notre peau).

Ces résidus issus de la digestion provoquent généralement des maladies dites aiguës, douloureuses comme les rhumatismes, les calculs, l'eczéma de type sec...

Ils proviennent notamment d'aliments raffinés ou industriels (sucres, céréales, pizzas, gâteaux...), de protéines (viandes, œufs, produits laitiers, ou légumineuses) ou encore d'excitants (thé, café, alcool, cacao...).

Le stress et les produits chimiques (additifs, pesticides, médicaments...) sont également de grands pourvoyeurs d'acidification et donc de cristaux.

Les colles

Les colles sont des déchets gluants, non douloureux, non solubles. Les voies d'élimination sont le foie, les intestins, les poumons, les glandes sébacées (comme l'acné par exemple).

On peut les imputer à nos choix alimentaires riches en graisses et en glucides (céréales, pain, pizza...).

Les maladies en lien avec ce type de déchets sont des écoulements (rhumes, sinusites, toux grasses...) et des éruptions sur la peau (acné ou eczéma suintant).

CUISSON

(voir aussi Vitamines, Minéraux & Oligo-éléments, Protéines, Glucides, Lipides)

Le mode de cuisson a un impact sur la qualité des aliments cuits. Ainsi, plus la température est élevée, plus les nutriments contenus dans nos aliments sont détruits :

- à partir de 45 °C, les enzymes perdent de leur efficacité ;
- à partir de 60 °C, certaines vitamines disparaissent, notamment la vitamine C ;
- à partir de 80 °C, les minéraux ont disparu ;
- au-dessus de 100 °C, les aliments ont perdu de leurs bienfaits nutritionnels.

Les protéines, les glucides et les lipides deviennent également moins digestes.

Conseils de votre naturopathe

- Privilégiez la cuisson vapeur douce, comme celle proposée par le Vitaliseur de Marion®, la cuisson à l'étouffée et ne dépassez pas les 100 °C de votre four. Aucune vitamine ne résiste au-delà de 120 °C ; exit donc les barbecues, les fritures, les cocotte-minute et les cuissons à feu vif pour les motifs précités. Concernant les fours à micro-ondes, il existe une importante controverse à ce sujet mais il serait très surprenant qu'une telle rapidité de cuisson permette la survie des nutriments.

- Pour le choix de vos poêles et casseroles, il serait préférable d'oublier les antiadhésifs de type téflon qui sont accusés de dégager des fumées toxiques et soupçonnés d'être un perturbateur endocrinien. Il est donc préférable de privilégier :
  - l'inox sauf si allergie au nickel ;
  - la fonte naturelle ;
  - la pierre ;
  - la céramique ;
  - la terre cuite (type tajine).

Notes personnelles

D

DÉTOX (DÉTOXINATION ou DÉTOXIFICATION)

(voir aussi Bilan de santé, Encrassement, Émonctoire, Crise d'élimination)

Notre organisme se détoxifie naturellement tout au long de la journée. Pour autant, notre vie actuelle le surcharge bien plus que ses propres capacités.

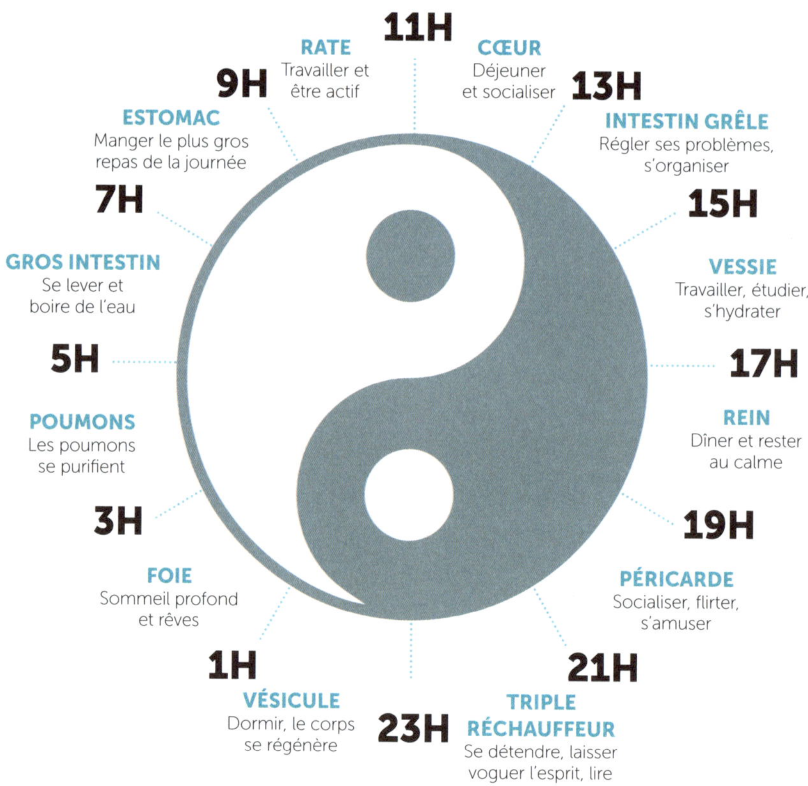

En cas d'encrassement et de saturation de votre organisme, le naturopathe peut vous orienter vers une détoxification de votre organisme. Un bilan de santé en amont sera effectué pour évaluer votre énergie vitale. En effet, une détoxification demande de l'énergie à votre organisme. Si votre naturopathe ne la juge pas suffisante, il travaillera dans un premier temps sur l'ensemble de votre hygiène de vie, de votre alimentation et procédera à une cure de revitalisation personnalisée.

Il est important également de noter que cette détoxification nécessite une pause ou un ralentissement dans votre vie. En effet, l'activité, notamment mentale, consomme énormément d'énergie. Profitez de quelques jours de pause pour ralentir et, pourquoi pas, vous faire accompagner à travers des massages, de la sophrologie...

LES QUATRE PHASES DE LA DÉTOX

1	2	3	4
PHASE 1 La préparation à la détox, la mise en place de la réforme alimentaire.	**PHASE 2** Le drainage et les techniques de relaxation.	**PHASE 3** La revitalisation.	**PHASE 4** La stabilisation.

Phase 1 : la modification alimentaire et les diètes

Une modification progressive de votre alimentation allant d'un simple rééquilibrage jusqu'à la suppression de certains aliments en cas de diète plus poussée.

- **La monodiète :** celle-ci consiste à ne consommer qu'un seul et unique aliment. Les plus connues sont les cures de raisins ou de pommes ; d'autres variantes sont possibles.
- **Jeûne hydrique :** celui-ci consiste à consommer uniquement des aliments sous forme liquide (jus, bouillons, tisanes, eau plate...).
- **Jeûne sec :** il consiste à ne rien boire ou manger. Cette cure est puissante, notamment pour nettoyer son système lymphatique. Elle se doit d'être encadrée de près et sous certaines conditions très strictes.

Lors de cette phase, le corps va aller puiser dans ses réserves et donc déstocker également des déchets. Ils doivent impérativement être évacués.

Phase 2 : le drainage qui permet l'évacuation des déchets

Les organes émonctoires (peau, poumons, foie, reins et intestins) sont sollicités pour soutenir l'élimination des déchets.

De nombreuses techniques existent : la réflexologie plantaire associée à des plantes est une combinaison parfaite. Les émonctoires sont également sollicités de manière naturelle (sauna, activité physique...). Enfin, la relaxation est indispensable pour mobiliser toute l'énergie dans l'élimination des déchets.

Phase 3 : la cure de revitalisation

Cette cure est incontournable puisque la vitalité de votre organisme est primordiale dans son autoguérison. De plus, lors du drainage, certains minéraux et vitamines seront également évacués.

À privilégier :

- les super aliments (pollen, spiruline, quinton, graines germées...) ;
- le contact avec la nature (soleil, air pur...) ;
- l'activité physique douce, la relaxation...

Phase 4 : la cure de stabilisation

Dans cette phase, le naturopathe vous accompagne pour trouver votre propre équilibre, à la fois mental et physique, afin de prévenir tout risque de nouvel encrassement. Il travaille non seulement sur votre alimentation mais aussi sur votre hygiène de vie (gestion du stress, activité physique, sommeil, rapport à la nature...).

Quelques avantages de la cure détox :

- mise au repos de notre système digestif et utilisation de l'énergie de la digestion pour se détoxifier ;
- élimination des déchets accumulés ;
- regain d'énergie, de vitalité ;
- une meilleure santé visible sur votre organisme (peau plus nette, une haleine et une transpiration non odorantes...).

DIATHÈSE

(voir aussi Morphotypologie, Constitution, Tempérament, Minéraux & Oligo-éléments)

La diathèse est une photographie de la personne à cet instant T. Elle n'est pas en lien direct avec la constitution et le tempérament puisqu'elle s'appuie sur des paramètres du présent ; par exemple, elle prend en considération un choc émotionnel qui vient de se produire.

Les diathèses du docteur Jacques Ménétrier répertorient 4 types de profil + 1 et utilisent les oligo-éléments pour rétablir le terrain de notre organisme. Le terrain, c'est ce sur quoi s'appuie un naturopathe pour mieux appréhender le fonctionnement de son consultant, cerner vers quels troubles il peut potentiellement tendre et anticiper en mettant en place une alimentation et une hygiène de vie adaptée. Le terrain est l'ensemble de votre constitution, de votre tempérament et de votre niveau de toxémie, c'est-à-dire le niveau d'encrassement de votre organisme.

Diathèse 1 : profil hyperréactionnel ou allergique

Il s'agit d'une personne plutôt jeune avec une forte vitalité. L'énergie monte lentement le matin pour être à son maximum dans la journée et le soir. Comme son organisme réagit très vite, elle a un terrain allergique et une tendance à faire des maladies de type inflammatoire comme l'arthrite en raison de son stress et de sa grande émotivité. Fragilité au niveau du foie.

➔ On lui conseille une activité sportive, un rééquilibrage alimentaire en limitant les sucres rapides et les viandes rouges (pro-inflammatoires).

➔ Oligothérapie : manganèse (antiallergique universel) et soufre.

Diathèse 2 : profil hyposthénique ou infections chroniques

On pourrait dire de cette personne qu'elle fonctionne au ralenti. Infections à répétition de type colloïdal (gras, visqueux et non douloureux), fatigue chronique, fatigable à l'effort, avec un système immunitaire faible. Elle a davantage d'énergie le matin qu'elle perd au fur et à mesure de la journée. Dérèglement possible de ses intestins (dysbiose avec colite ou constipation).

➔ On lui conseille de travailler sur ses intestins et sur son alimentation avec une diminution des sucres rapides et lents.

➔ Oligothérapie : manganèse-cuivre (pour lutter contre ses infections à répétition) et du soufre. Ce dernier sera à conseiller avec prudence en raison de l'hyperréactivité du sujet.

Diathèse 3 : profil dystonique ou spasmophilie

On pourrait dire de cette personne qu'elle est « fluctuante » autant dans ses émotions que dans son organisme : dysthyroïdie, règles irrégulières, asthénie (fatigue globale)... Elle souffre possiblement de problèmes circulatoires et d'une dysbiose intestinale (ballonnements, lenteur digestive...). Une émotivité souvent exacerbée, des problèmes de mémorisation, une dystonie de son système neuro-végétatif. La qualité du sommeil sera souvent mauvaise. Spasmophilie (spasmes circulatoires, digestifs, respiratoires, musculaires...).

➔ On lui conseille de travailler sur son plexus solaire, d'utiliser des outils de relaxation, un rééquilibrage alimentaire, émotionnel, et de l'ensemble de son organisme.

➔ Oligothérapie : manganèse-cobalt (grand régulateur du système nerveux et des troubles circulatoires) et du lithium (pour son rééquilibrage émotionnel et lutter ainsi contre sa possible anxiété, nervosité ou agressivité).

Diathèse 4 : profil anergique

Il s'agit une évolution brutale : choc émotionnel, burn-out, maladie... ou d'un glissement des précédentes diathèses. Diminution globale de l'énergie vitale, état dépressif à prendre en charge rapidement, comportement parfois obsessionnel, une certaine confusion. Le système immunitaire est fortement affaibli. La personne est à prendre en charge pour éviter le lésionnel (dépression sévère, dégénérescence...).

→ On lui conseille de travailler sur son plexus solaire, d'utiliser des outils de relaxation, un rééquilibrage alimentaire, émotionnel, et de l'ensemble de son organisme.

→ Oligothérapie : cuivre-or-argent (anti-infectieux, stimulation du système immunitaire et surrénal pour remonter l'énergie). Les autres oligo-éléments seront à affiner en fonction du bilan de santé.

Diathèse de réadaptation

Il s'agit d'une diathèse dite « transitoire », un passage entre deux diathèses. On pourrait la relier au syndrome de désadaptation lié au stress. Une fatigue cyclique, des fringales brutales, une perte de repère, le sujet ne se reconnaît pas. Dérèglement possible des systèmes endocrinien et digestif. On retrouve souvent cette diathèse dans un changement de vie professionnel ou personnel (séparation, fin d'un contrat...) ; elle est transitoire, le temps que la personne se réadapte à la situation. Elle sera néanmoins à accompagner pour lui éviter de glisser dans une autre diathèse.

→ On lui conseille de travailler sur son plexus solaire, d'utiliser des outils de relaxation, un rééquilibrage alimentaire, émotionnel et de l'ensemble de son organisme.

→ Oligothérapie : zinc-cuivre (grand régulateur du système endocrinien, contre-indiqué en cas de cancer ou de tumeur). Les autres oligo-éléments seront à affiner en fonction du bilan de santé.

De manière générale, évitez l'autocomplémentation, n'hésitez pas à vous rapprocher de votre naturopathe et de votre médecin.

DIGESTION

(voir aussi Glucides, Lipides, Protéines, Foie, Intestin)

1• La bouche

Elle pourrait être appelée la chambre de broyage : les aliments sont prédécoupés et brassés pour faciliter leur digestion. Il est donc primordial de penser à bien mastiquer son alimentation pour éviter tout travail supplémentaire et donc une perte d'énergie à notre organisme. La salive permet notamment de commencer le découpage de 40 % de nos amidons (riz, pâtes, pain…).

2• L'estomac

Une fois passé l'œsophage, ce « bol alimentaire » (ce n'est plus de la nourriture à proprement parler) atterrit dans l'estomac. Celui-ci se chargera principalement de découper nos protéines et dans une moindre mesure nos lipides. Il met 4 à 6 heures pour se vider, selon la capacité d'absorption de notre intestin grêle. À noter également que son activité ne commence que 20 minutes après l'arrivée du bol alimentaire. C'est souvent pourquoi on vous conseille de manger lentement pour pouvoir mieux identifier votre satiété.

3• L'intestin grêle

Arrivée du chyme (produit de la transformation du bol alimentaire). L'intestin envoie un message à la vésicule biliaire et au pancréas qui déversent réciproquement la bile et les sucs pancréatiques. L'intestin produira lui aussi des sucs intestinaux.

4• L'anus

Tout ce qui n'est pas utilisable par le corps est évacué par l'anus.

En bref

- Une partie repart dans le foie où elle est utilisée, stockée ou redistribuée ;
- une partie sert directement à fournir de l'énergie à nos cellules (sucres rapides) ;
- une autre partie va dans le système lymphatique (certains acides gras) puis dans la circulation sanguine.

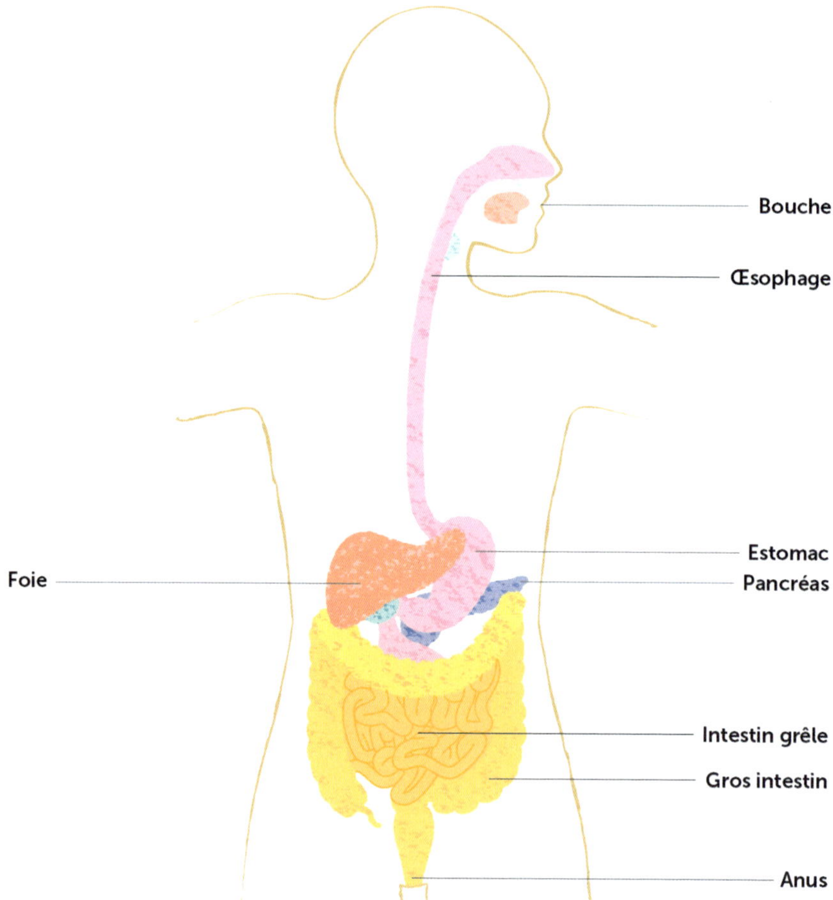

Notes personnelles

E•F

EAU

(voir aussi Hydrothérapie, Humorisme)

LES TENEURS EN EAU DE DIFFÉRENTS ORGANES D'UN CORPS HUMAIN ADULTE

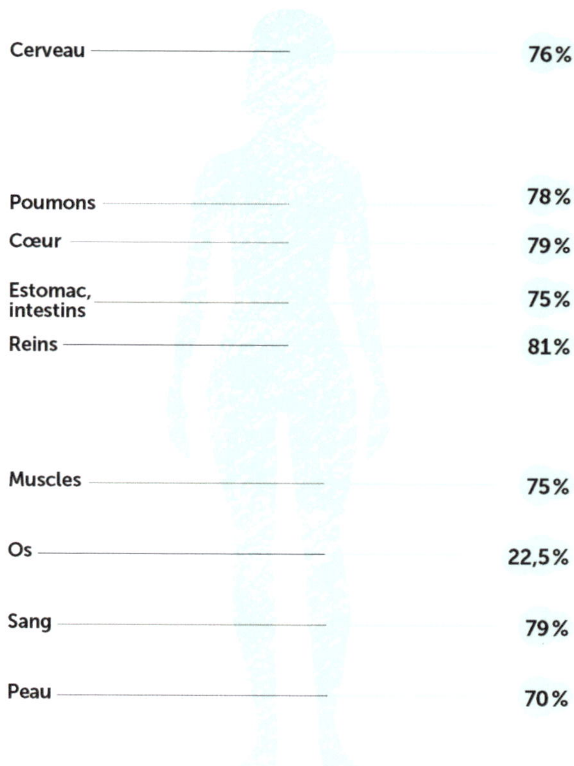

L'eau est donc le principal constituant de notre organisme. Cette valeur approcherait les 65 %, en fonction bien entendu de notre corpulence et de notre âge... Pour rappel, nos humeurs (nos liquides organiques, comme le sang, la lymphe, la bile...) sont elles-mêmes composées d'eau.

Sa concentration varie d'un organe à l'autre. La plus grande partie de notre eau est contenue à l'intérieur de nos cellules.

Il est important de noter que notre organisme ne peut stocker l'eau et que celle-ci est régulièrement éliminée par nos urines, notre respiration ou notre transpiration, de façon plus plus ou moins importante en fonction de notre climat et de notre activité physique.

Nous devons donc régulièrement boire afin de combler le déficit.

En moyenne 2,5 litres par jour sont nécessaires : environ 1,5 litre par les boissons et 1 litre au travers de notre alimentation.

LES APPORTS QUOTIDIENS EN EAU D'UN CORPS HUMAIN ADULTE

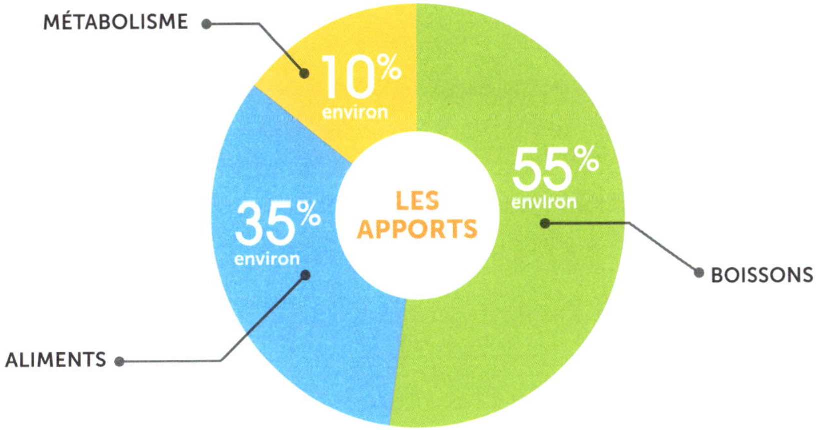

Les principaux rôles de l'eau

- Elle transporte certains éléments indispensables à nos cellules.
- Elle participe à de nombreuses réactions chimiques de notre organisme.
- Elle aide à la régulation de la température corporelle.
- Elle participe à l'élimination des déchets métaboliques (toxines) créés par notre propre organisme mais aussi à celle des déchets exogènes (toxiques).
- Elle facilite la digestion de nos aliments.

Conseils de votre naturopathe

- La soif est signe d'une déshydratation. L'idéal serait de ne pas attendre et de boire régulièrement et en petite quantité.
- Privilégiez votre apport en eau hors des repas pour ne pas perturber (noyer) votre digestion.
- Évitez de boire continuellement des eaux fortement minéralisées pour ne pas trop solliciter vos reins qui sont particulièrement fragiles.
- Évitez les emballages plastiques pour des raisons de santé (nanoparticules) et d'écologie.
- Bonne idée : les bâtons de charbon végétal sont très écologiques et permettent d'absorber bon nombre de résidus issus de notre eau des villes.

ÉMONCTOIRE

(voir aussi Foie, Peau, Rein, Poumon et Intestin)

Un émonctoire est une porte de sortie utilisée par notre organisme pour exterminer ses déchets. Il en existe de trois types.

Les trois types d'émonctoires

- **Les émonctoires primaires :** le foie, les intestins, les poumons, la peau et les reins.

« Primaires » signifie qu'ils sont utilisés en premier lieu par notre organisme pour éliminer les déchets.

- **Les émonctoires secondaires :** les muqueuses ORL, les glandes lacrymales ou salivaires, la peau et la muqueuse utérine.

« Secondaires » signifie qu'ils viennent en soutien lorsque les émonctoires primaires sont saturés.

- **Les émonctoires de pathologie :** les kystes, les hémorroïdes, les ulcères variqueux... Il s'agit d'une ouverture faite par le corps pour éliminer les déchets.

Ces sorties de déchets sont plus anarchiques, les premières portes de sorties étant saturées.

À noter que les poumons et les reins sont extrêmement fragiles, il est donc fort judicieux de ne pas trop les solliciter et de dévier les déchets vers des émonctoires plus forts comme la peau.

Le foie est sans contexte l'émonctoire le plus important puisqu'il filtre les déchets et les rejette dans le tube digestif. Il est également capable de les neutraliser comme, par exemple, pour les métaux lourds, les polluants...

ENCRASSEMENT

(voir aussi Humorisme, Crise d'élimination, Détox, Émonctoire)

Le terme « encrassement » comprend toutes les surcharges contenues dans notre organisme qui, faute d'élimination, le sature. Il peut avoir pour origine une ou plusieurs carences ou surplus.

Quelques exemples de carences :

- nutriments de type protéines, lipides... ;
- manque d'énergie ou de vitalité de notre organisme qui ne pourra éliminer de lui-même cette surcharge ;
- manque d'activité physique qui empêche nos liquides (nos humeurs) de circuler convenablement.

Quelques exemples de surplus :

- alimentaires : en lipides, glucides, protéines ;
- émotionnel : stress... ;
- boisson : alcool... ;
- apport toxique : tabac, crèmes, shampoing à la composition toxique...

La capacité d'élimination de notre organisme

Notre organisme dispose de systèmes d'élimination (émonctoires) mais cette capacité d'évacuation dépendra de nombreux facteurs :

- **notre constitution, notre héritage :** le sanguino-pléthorique dispose d'émonctoires avec une bien plus forte capacité que le neuro-arthritique. Bien sûr, les choix de vie du sanguino-pléthorique peuvent inverser la tendance et conduire à la saturation ;

- **la vitalité générale de notre organisme** et donc sa capacité à fournir de l'énergie pour éliminer les déchets ;
- **la vitalité des organes d'élimination :** un foie engorgé, fatigué, aura toutes les peines du monde à travailler correctement ;
- **l'accumulation du nombre de déchets à éliminer :** plus nos choix en alimentation et en hygiène de vie vont à l'encontre de la bonne santé de notre organisme, plus celui-ci atteindra rapidement la zone rouge de ses propres capacités d'élimination (choix de nos cosmétiques, de nos vêtements, de notre alimentation, de nos produits d'hygiène ou d'entretien, sédentarité, tabagisme, alcool...) ;
- **une action contre-productive :** par exemple, un eczéma sec est un effort de notre organisme pour sortir des éléments « acides » (les cristaux). Si l'on se contente de mettre une crème « anti-eczéma sec », celle-ci empêchera notre peau de sortir l'excédent. Il ne restera que deux options à notre organisme : trouver un autre moyen (émonctoire) pour évacuer les cristaux ou les conserver et s'encrasser.

Cet effort de notre organisme à éliminer le surplus est appelé crise d'élimination.

Votre naturopathe veille à rétablir votre hygiène alimentaire et de vie et, si nécessaire, accompagnera votre organisme dans l'élimination du surplus, via la détox par exemple.

FOIE

(voir aussi Glucides, Lipides, Protéines, Détox, Émonctoire, Poumon, Rein, Intestin, Crise d'élimination)

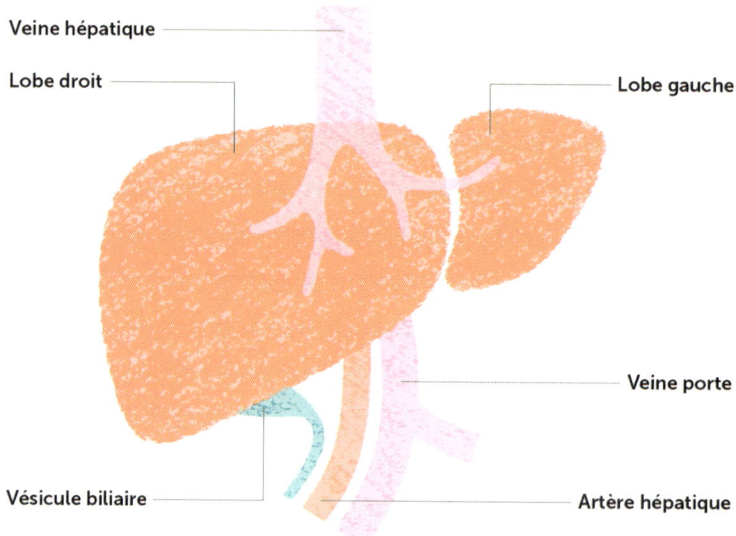

Le foie est la glande la plus volumineuse de notre organisme. En moyenne, il mesure 28 cm pour 1,5 kg. C'est également le seul organe capable de se régénérer.

C'est un organe majeur dans notre organisme, il est impliqué dans plus de 300 fonctions vitales pour notre organisme.

Ses fonctions principales

→ La transformation des nutriments :

- Les glucides : ils sont stockés par le foie sous forme de glycogène. Selon les besoins énergétiques de notre organisme, le foie pourra les retransformer (glycogénolyse) et les remettre dans la circulation sanguine. Cette action permettra de réguler notre glycémie.

- Les lipides : ils peuvent être utilisés pour sa propre énergie mais également stockés ou synthétisés. À titre d'exemple, les 2/3 de notre cholestérol sont synthétisés par notre foie.

- Les protéines : le foie est capable de synthétiser de nombreuses protéines indispensables comme les globulines – protéines servant de transfert pour le fer –, les hormones...

➔ **Le stockage des vitamines** A, D, E, K et aussi B9 ou acide folique et B12.

➔ **La détoxification du sang** et la production de la bile.

➔ **La neutralisation et la transformation de substances toxiques** en substances non toxiques comme l'alcool, le tabac, les médicaments... Pour les éliminer, il utilisera, au choix :
- l'urée (dégradation d'origine protéinique) via nos reins et nos urines ;
- la bile dont le rôle est notamment de participer à la dégradation des lipides (graisses) et à l'élimination des déchets.

➔ **La détoxification quotidienne** de notre organisme.

Comment en prendre soin au quotidien

- **Par l'alimentation :** en limitant les pesticides, les additifs alimentaires (aspartame, glutamate monosodique)... et produits industrialisés de façon générale.

- **Par notre hygiène de vie :** en évitant les cosmétiques et produits d'hygiène corporelle contenant des adjuvants BHA, benzophenone-1... L'application INCi beauty permet de décrypter les compositions. Le plus simple étant de choisir des marques engagées et à la composition simple (Clémence et Vivien, Lamazuna...).

- **En testant les monodiètes :** les tisanes de desmodium ou de chardon-Marie, deux plantes extraordinaires pour drainer et reconstruire le foie en douceur. (Rapprochez-vous de votre naturopathe pour lui demander conseil.)

G•H

GLUCIDES

(voir aussi Alimentation, Protéines, Lipides)

Glucide, ou hydrate de carbone, est un terme utilisé pour regrouper tous les différents types d'aliments contenants des sucres. On les retrouve dans les fruits, les légumes, les sucres, les céréales, les légumineuses et les féculents.

Ils se divisent en 3 groupes :

- les monosaccharides ;
- les disaccharides ;
- les polysaccharides.

Leur différence vient de leur composition chimique. Certains avec une seule molécule (mono) sont facilement assimilables et donc rapidement utilisables par le corps, tandis que d'autres (poly) ont une structure plus complexe et demandent plus de temps et d'énergie pour être assimilés. C'est ce qui différencie les sucres rapides, des semi-rapides et des sucres lents.

Voyons cela de plus près !

Les monosaccharides ou sucres rapides

Ces sucres ont la structure chimique la plus simple, ils ne sont composés que d'une seule (mono) molécule.

3 différents types de sucres composent cette catégorie :

- **le glucose ou dextrose,** présent principalement dans les fruits et le miel. On le surnomme le « sucre de raisin » ;
- **le fructose ou lévulose,** présent également majoritairement dans les fruits et le miel. Il est appelé « sucre de fruit » ;
- **le galactose** est un sucre issu du lait (gala).

En raison de leur simplicité, ces sucres dits « rapides » sont particulièrement intéressants lorsque vous avez besoin d'une énergie immédiate (course ou examen...). La simplicité de sa structure lui permet de passer directement dans le sang sans avoir à subir une quelconque transformation digestive.

Les deux autres catégories, disaccharides et polysaccharides, ne sont en fait qu'une combinaison plus ou moins complexe de ces 3 groupes.

Les disaccharides ou sucres semi-rapides

Les disaccharides sont une combinaison de 2 molécules :

- **le maltose ou sucre de malt** est formé par 2 molécules de glucose ;
- **le lactose ou sucre de lait** est une association d'une molécule de galactose et d'une molécule de glucose ;
- **le saccharose ou le sucre de canne ou sucre de betterave** est formé par une molécule de glucose et une de fructose.

G à H

À noter que le saccharose est le sucre que nous utilisons couramment dans notre alimentation. Il sera complet ou blanc selon qu'il contient ou non des vitamines et des minéraux.

Les disaccharides, légèrement plus complexes, ont besoin d'une petite transformation digestive, raison pour laquelle ils sont appelés sucres semi-rapides.

Les polysaccharides ou sucres lents

Les polysaccharides disposent d'une structure plus complexe. Ces longues chaînes de molécules de glucose peuvent aller jusqu'à 10 000 !

Leur digestion étant plus lente, on les surnomme également sucres lents.

Les amidons

Plus complexes, la dissociation des molécules de glucose, leur absorption par les intestins et leur utilisation par le corps demandent plusieurs heures.

Cette « lenteur » permet à notre organisme un apport régulier de sucre sur une plus longue période. Pour cette raison, ils auront un effet plus rassasiant que des sucres rapides ou semi-rapides.

- **L'amidon végétal :** il regroupe principalement les tubercules (pommes de terre, patates douces), les graines (châtaignes et céréales) et les légumineuses (lentilles, pois chiches...). Il s'agit de la réserve d'énergie des végétaux. Il est aussi présent dans une moindre mesure dans les légumes racines (carottes, navets, radis, betteraves...).
- **L'amidon animal et champignons :** ces deux groupes disposent également d'une réserve d'amidon. Celui-ci est stocké par le foie et les muscles sous forme de glycogène. Il peut être retransformé par le corps en cas de besoin (stress ou effort physique intense).

La cellulose

Autre polysaccharide, sa composition particulière, plus rigide, lui donne l'apparence de fibres. Non assimilable par le corps, elle est en revanche indispensable dans notre alimentation pour permettre son bon fonctionnement. Elle permet d'augmenter le volume des selles et facilite la défécation (péristaltisme intestinal).

Digestion des glucides

Ci-contre, un schéma récapitulant la dégradation des sucres selon leur niveau de complexité.

LEXIQUE

Amylase : enzymes que l'on pourrait visualiser par de petits ciseaux permettant de découper les molécules.

SGLT1 : co-transporteur sodium-glucose dépendant.

GLUT5 : transporteur passif du fructose qui passe ensuite dans le sang via le transporteur GLUT2.

DÉGRADATION DES SUCRES

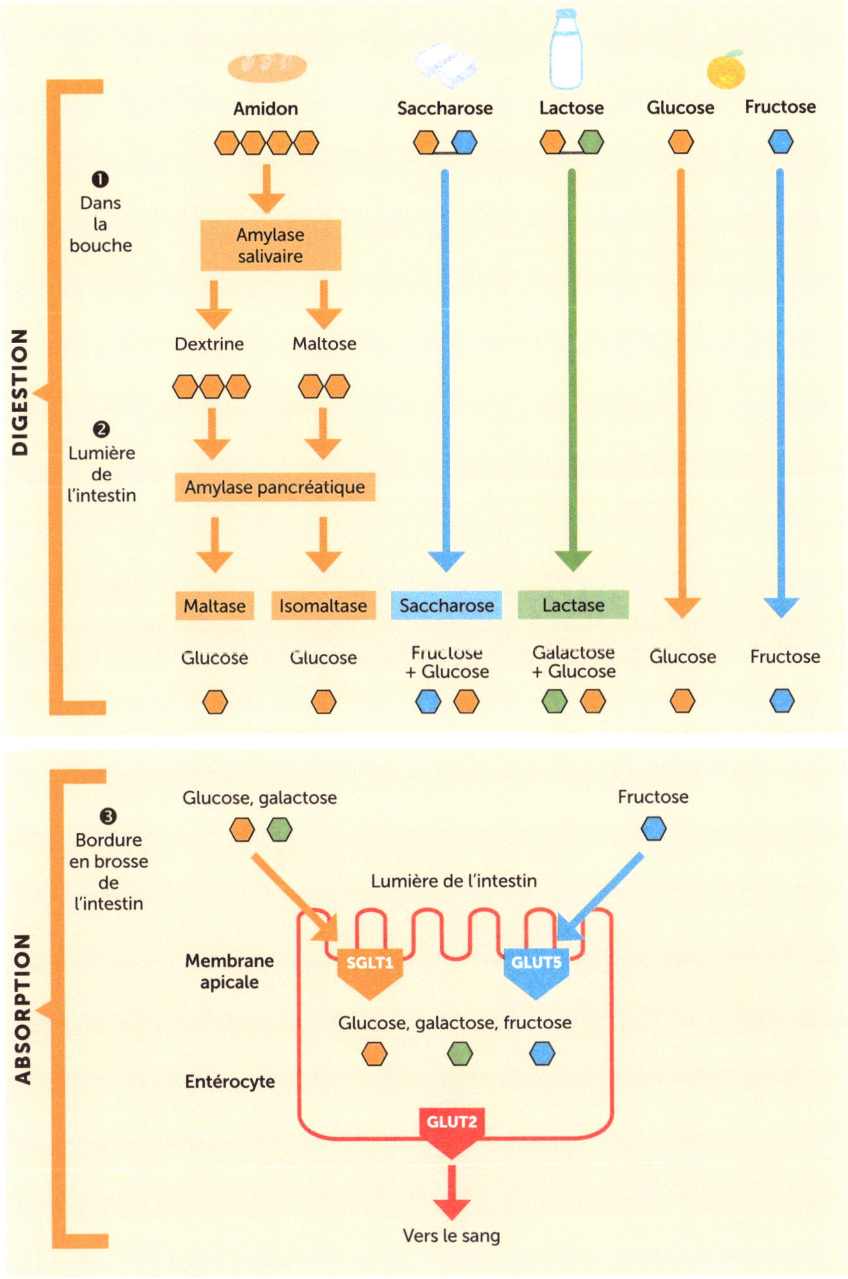

Si les monosaccharides sont les seuls sucres ne demandant pas d'effort de digestion, seule la forme « glucose » circule dans le sang.

DIGESTION DES GLUCIDES

GLUCIDES :
polysaccharides, disaccharides ; composés de sucres simples (monosaccharides)

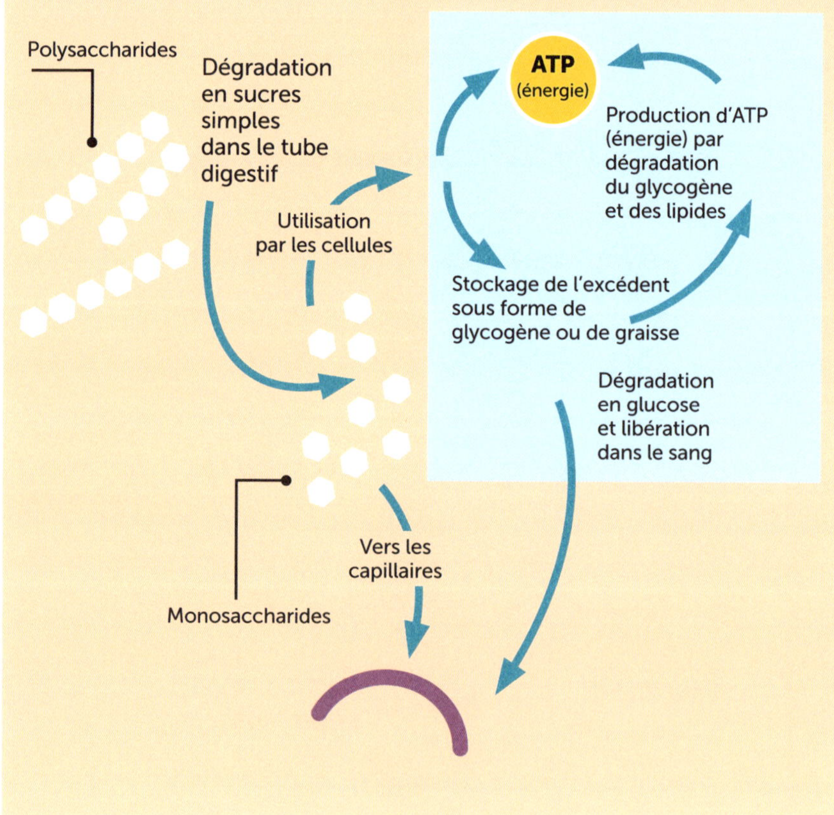

Le rôle des glucides

L'unique rôle de glucides est de nous fournir de l'énergie.

Les sucres sont le carburant de notre organisme. Nos cellules en ont constamment besoin, c'est pourquoi notre organisme maintient le taux de sucre dans le sang. Ce taux est appelé la glycémie.

Seule la forme de glucose monosaccharide circule dans notre sang (voir schéma ci-contre).

À noter que si les réserves (stocks) sont pleines, le glucose sera alors principalement stocké dans les tissus adipeux et dans le foie.

QUE DEVIENT LE GLUCOSE DANS L'ORGANISME ?

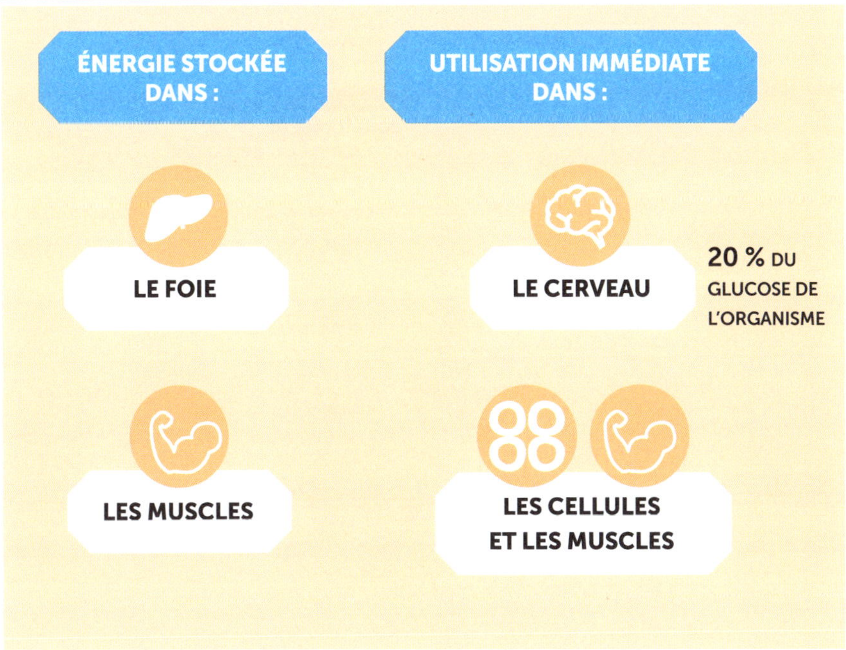

Les sources de glucides et l'index glycémique

L'indice glycémique permet de classer un aliment contenant des glucides en fonction de sa capacité à élever le taux de glucose dans le sang (glycémie) et ce, durant les deux heures qui suivent sa consommation.

	GLUCIDES SIMPLES	IG	GLUCIDES COMPLEXES
IG ÉLEVÉ	Glucose pur (100)	100 – 70	• Pommes de terre • Nombreux gâteaux industriels (pains au chocolat…) et céréales du petit déjeuner avec du sucre ajouté • Riz blanc • Farine de maïs • Pizzas, hamburgers, chips • Bonbons
IG MODÉRÉ	Saccharose Ananas Melons	70 – 55	• Patates douces • Pains complets, semi-complets, seigle • Légumineuses (quinoa, fèves, haricots rouges, pois chiches…)
IG FAIBLE	Certains fruits (pêches, cerises, oranges…) Légumes	55 – 0	• Légumineuses (lentilles vertes, petits pois…) • Farines de légumineuses • Oléagineux (cacahuètes, pistaches, noix de cajou…)

Conseils de votre naturopathe

Privilégiez les sucres lents (riz, pain...) pour un apport d'énergie constant au cours de la journée. Préférez le semi-complet ou complet pour un index glycémique plus bas, notamment si vous souffrez de problèmes liés à du diabète ou du surpoids.

Miser sur les sucres rapides, en particulier les fruits, pour un besoin d'énergie immédiat et un apport en minéraux.

Soyez à l'écoute de votre digestion et de votre énergie. Par exemple, si vous choisissez un plat de pâtes comme déjeuner, posez-vous les questions suivantes : est-ce que je me sens lourd ou non ? Suis-je fatigué ou rempli d'énergie ? L'alimentation est à individualiser. Certaines personnes ne pourront pas digérer un apport massif en glucides (même semi-complets). Il est alors préférable de revoir à la baisse leur quantité.

Pour rappel, les fruits crus sont à consommer hors des repas pour ne pas perturber la digestion. Ce n'est pas le cas des fruits secs ou cuits (compote de pommes...).

Privilégiez les farines non raffinées : pain et riz semi-complet ou complet pour leurs apports en nutriments et en fibres et leur effet de satiété et de distribution d'énergie sur une longue durée.

Préférez les sucres rapides également non raffinés (ou bruts) : fruits, miel, sucre de canne... pour leurs apports en nutriments.

HOLISME / HOLISTIQUE

(voir aussi Causalisme, Hygiénisme, Humorisme, Vitalisme)

L'holisme fait partie des 5 fondements de la naturopathie et vient du grec *holos* qui signifie entier.

La naturopathie voit une personne comme un tout, un ensemble, à l'opposé de la médecine moderne qui est davantage une médecine de spécialisation.

La naturopathie se penchera non seulement sur votre aspect physique et ses mécanismes physiologiques mais aussi sur tout ce qui relève de l'énergie circulant, de votre vitalité, de vos pensées...

Une douce harmonie entre votre intérieur et votre extérieur.

Une « médecine holistique » peut donc se traduire par une médecine « globale ».

HUMORISME

(voir aussi Causalisme, Hygiénisme, Holisme, Vitalisme, Encrassement, Crise d'élimination)

Saviez-vous que nous sommes composés d'environ 65 % de liquides ? L'humorisme fait partie des 5 fondements de la naturopathie. Cette science étudie les liquides organiques qui composent notre organisme. Pour Hippocrate, père de la médecine moderne, la maladie est un excès d'une de ces humeurs.

Nos différents liquides pourraient être regroupés ainsi :

- le sang ;
- la lymphe circulante ;
- tous les liquides intracellulaires.

Tous ces liquides communiquent entre eux ; c'est dans ces humeurs (liquides) que baignent nos cellules, nos tissus et nos organes.

G à H

Ce qui perturbe l'équilibre de nos humeurs

Les surcharges

- Les toxines ou déchets propres à notre organisme tels que le cholestérol, l'urée, le diabète...
- Les toxiques ou déchets provenant de l'extérieur tels que les pesticides, les métaux lourds et toutes les pollutions chimiques...
- Les radicaux libres résultants du stress oxydatif.

Les carences

- En protéines, lipides et glucides de qualité.
- En vitamines, minéraux, oligo-éléments, enzymes...

Les problématiques liées à la fluidité, à la circulation

- Une activité physique irrégulière, la sédentarité.
- Des éliminations insuffisantes (foie saturé...).

Si nos humeurs ou liquides sont de qualité, fluides, les cellules peuvent fonctionner de façon optimale.

À l'inverse, si nos humeurs sont stagnantes et de mauvaise qualité, nos cellules ne pourront être nourries ou évacuer leurs déchets convenablement. Elles ne peuvent fonctionner correctement, s'asphyxient ou meurent prématurément. Ceci entraîne un dysfonctionnement de notre organisme qui s'encrasse, comme l'huile d'une voiture que l'on ne vidange jamais et qui peu à peu tue le moteur.

Nous évoquons donc ici également la notion d'encrassement.

Cet encrassement, en cas de surcharge ou de perturbation métabolique (capacité d'assimilation de nos cellules) conduira à des maladies de colles (mucose) ou de cristaux (acidose) qui ne seront en fait que des crises d'élimination, c'est-à-dire un effort de notre organisme à supprimer les surcharges.

Cette notion est fondamentale pour comprendre la maladie et la voir non pas comme un symptôme à réduire au silence mais un effort de notre organisme qu'il faut accompagner pour l'aider dans son travail d'élimination.

Le rôle du naturopathe est dans la prévention, après questionnaire et observation ; il veillera aux bons fonctionnements de vos humeurs en travaillant notamment sur votre alimentation et votre hygiène de vie.

HYDROTHÉRAPIE

(voir aussi Eau, Humorisme)

D'un point de vue étymologique, l'hydrothérapie est « la thérapie par l'eau ». Technique majeure de la naturopathie, elle existait déjà, sous forme de bain communal, du temps de l'empire romain.

Ce terme englobe à la fois l'utilisation :

- externe de l'eau : bains, douches, jets, sauna, hammam, compresses, enveloppements... ;
- interne de l'eau : gargarismes, lavements, boissons...

Utilisations thérapeutiques

- Soulager les douleurs musculaires, relâcher les tensions.
- Diminuer les problèmes articulaires rhumatismaux.
- Réduire les troubles d'origine vasculaire (œdème, crampes, varices...).
- Traiter certaines pathologies cutanées (eczéma, psoriasis...).
- Atténuer les symptômes liés au stress.
- Activer les émonctoires :

  Reins : boissons à base de plantes diurétiques, bouillote...

  Intestins : lavements, hydrothérapie du colon, plantes laxatives...

  Poumons : inhalations, plantes...

  Peau : bains chauds, plantes sudoripares (sudation)...

  Foie : cataplasmes, bouillotte, plantes drainantes du foie (artichaut, chardon-Marie...).

Selon les besoins, la température de l'eau varie :

- **l'eau chaude** permet notamment d'activer la sudation et donc de solliciter la peau comme émonctoire pour éliminer les déchets. Elle a également une action antimicrobienne et antalgique. La chaleur permet aussi l'absorption des minéraux (enveloppements d'algues) ;
- **l'eau froide** est notamment utilisée pour son action revitalisante, diurétique, elle permettra par conséquent d'utiliser les reins comme porte de sortie de nos déchets. Elle a également un rôle anti-inflammatoire. En effet, elle agit sur la contraction des vaisseaux sanguins et peut donc être très intéressante en cas de contusion, choc ou hémorroïdes.

Conseils : les bienfaits de la douche

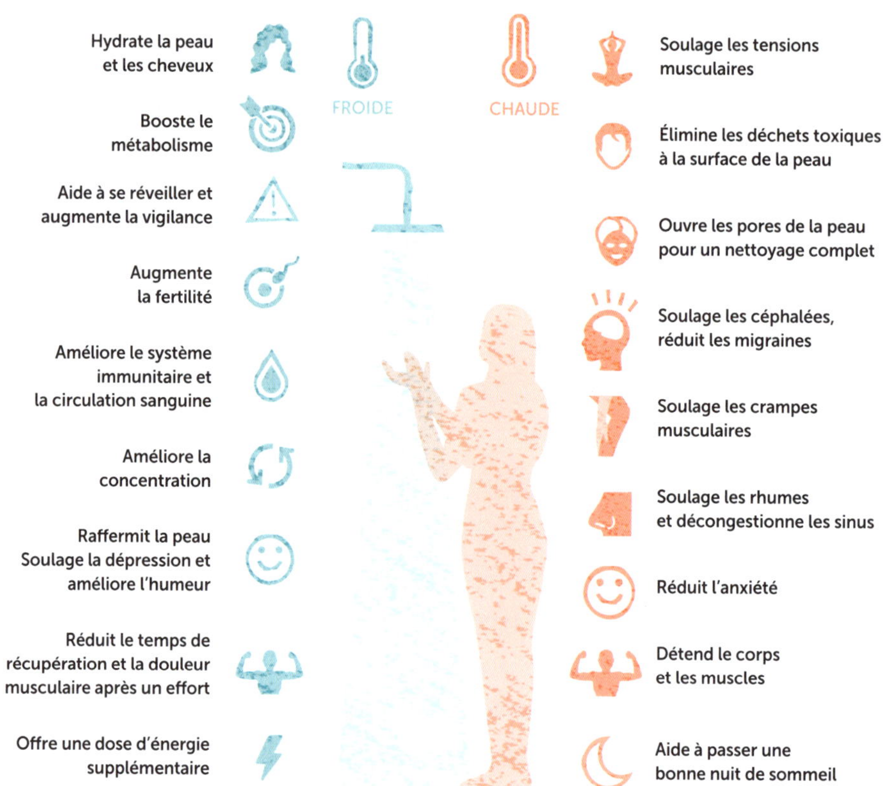

HYGIÉNISME

(voir aussi Causalisme, Holisme, Humorisme, Vitalisme)

L'hygiénisme fait partie des cinq fondements de la naturopathie et regroupe, comme son nom l'indique, tout ce qui entoure notre hygiène.

Il est important de prendre soin de son hygiène pour préserver sa santé aussi bien physique que mentale.

On pourrait diviser l'hygiène en 3 parties :

- **l'hygiène alimentaire :** choisir entre des aliments qui apportent tous les nutriments nécessaires au bon fonctionnement de notre organisme ou au contraire l'encrassent ;
- **l'hygiène émotionnelle, neuropsychique :** prendre du temps pour soi, se connecter à la nature, savoir s'arrêter et se ménager ou au contraire être soumis au stress ;
- **l'hygiène corporelle :** pratiquer une activité physique quotidienne, bouger, respirer ou au contraire être sédentaire.

Le contact avec la nature et ses éléments est également essentiel.

Voici quelques exemples : marcher pieds nus pour se ressourcer dans la terre, s'oxygéner en forêt, se baigner dans la mer ou dans une rivière, faire un câlin à un arbre, à des animaux...

IàL

INTESTIN

(voir aussi Alimentation, Activité physique, Stress)

UNE VILLOSITÉ INTESTINALE AVEC SES DEUX SYSTÈMES DE DRAINAGE

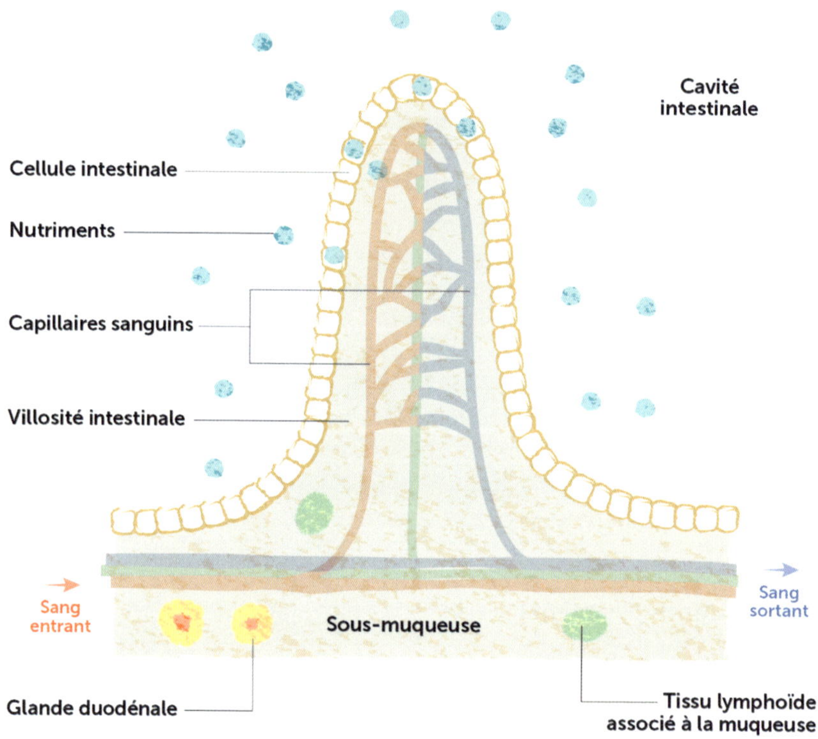

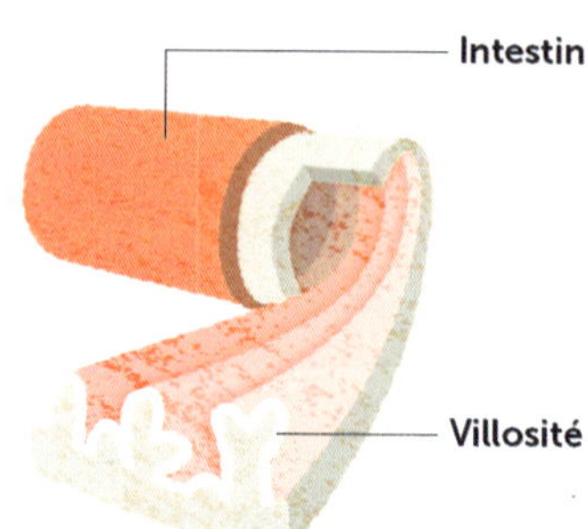

- L'artériole
- La veinule
- Le vaisseau lymphatique

Les capillaires sanguins (l'artériole et la veinule) servent de système de drainage à la villosité.

L'intestin grêle se compose en 3 parties : le duodénum, le jéjunum et l'iléon.

Il participe à notre système immunitaire pour les deux tiers, produit plus de 20 hormones. C'est aussi lui qui permet l'absorption sélective de nos nutriments.

La muqueuse de notre intestin est également une barrière protectrice entre le milieu intérieur de notre organisme (sang, hormones...) et le milieu extérieur (de la bouche à l'anus). Cette protection est assurée par des « jonctions serrées ».

En effet, l'intérieur de l'intestin grêle est tapissé d'une muqueuse faite de petits replis appelés des villosités. Celles-ci sont composées de cellules, les entérocytes, collées les unes aux autres. L'une de leurs principales fonctions est de laisser passer les plus petits nutriments dans le sang. Le problème est que cette muqueuse est fragile.

Facteurs d'altération de l'intestin

• **L'alimentation, bien sûr !** Additifs, pesticides, métaux lourds, putréfaction (dégradation des protéines) ou fermentation (dégradation des glucides), intolérances alimentaires, une alimentation dite moderne (mutation du blé, produits industrialisés, choix de la cuisson, etc.)...

• **La prise de médicaments** sur le long terme (anti-inflammatoire, antibiotiques...).

• **Le stress :** 200 millions de neurones relient notre intestin et notre cerveau. Le cercle est d'ailleurs vicieux puisque dans l'univers scientifique, un lien fort est désormais établi entre les personnes souffrant de problèmes digestifs et celles ayant des problèmes nerveux. L'intestin envoie au cerveau un signal de mal-être.

• **La pratique du sport de manière intensive,** principalement lors de courses de fond type marathon. Il s'agit du phénomène d'ishémie-reperfusion décrit dans Activité physique.

• Et bien sûr, un **état inflammatoire chronique.** En effet, lorsque notre intestin est enflammé, les entérocytes s'écartent et laissent ainsi passer de plus grosses molécules capables de perturber notre système immunitaire. La perméabilité intestinale peut alors s'installer. Les « joints » de nos intestins ne sont plus collés les uns aux autres.

• Une **invasion de mauvaises bactéries** (E. Coli), de parasites...

Le Dr Seignalet, pionnier des greffes d'organes et de tissus, médecin biologiste, spécialiste de l'immunité et auteur *L'alimentation ou la troisième médecine* note ainsi que la plupart de ses patients souffrent d'inflammations chroniques et de perméabilité intestinale. Il insistera notamment sur le fait que : *« Nous ne portons que trop peu d'intérêt à l'état de nos intestins et à l'évacuation de nos selles. Il est urgent que cela change. Nous devrions tous aller quotidiennement à la selle. Diarrhée, constipation, ballonnements, douleurs abdominales, intolérances alimentaires... autant de facteurs à prendre en considération pour préserver sa santé. »*

Conseils de votre naturopathe

• Privilégiez une alimentation brute et n'hésitez pas à aller faire tester vos intolérances.

• Limitez l'alimentation produisant des colles (excès de gras ou de glucides). Pensez à varier votre alimentation et à y introduire suffisamment de fibres.

• Le psyllium peut être également d'une grande aide lorsque vous avez des difficultés à mouler vos selles.

• En cas de ballonnements, le charbon végétal peut vous être d'un grand secours. En revanche, il est à prendre éloigné du reste de vos médicaments ou compléments alimentaires car il absorbe tout sur son passage.

• Inflammation intestinale : le jus d'Aloe vera est également un partenaire idéal en cas d'inflammation, le régime FODMAP (transitoirement), l'arrêt du gluten (blé...) et de la caséine (protéine du lait) également. Je vous invite sincèrement à vous rapprocher le plus rapidement possible d'un naturopathe pour créer une « aide sur mesure ».

IRIDOLOGIE

(voir aussi Bilan de santé)

L'iridologie, au même titre que la réflexologie plantaire, fait partie de la médecine non conventionnelle. Elle consiste à observer les signes présents dans la partie colorée de l'œil, l'iris.
Techniques utilisées par de nombreux naturopathes, elle permet d'évaluer non seulement la vitalité, les prédispositions d'une personne, mais également l'état de nos organes vitaux ou notre état émotionnel. Elle nous donne une indication sur l'état d'un système tissulaire ou de la partie « malade » du corps. La couleur peut donc se modifier plus ou moins au cours de notre existence, comme la présence d'anneaux (cercles indiquant la présence de spammes, le bord interne de l'iris orangé signalant une inflammation des intestins...). Si elle ne saurait remplacer un bilan de santé, elle peut l'accompagner à merveille.
Il n'existe aucune preuve scientifique en tant que telle mais lorsque l'on apprend à utiliser cet outil, les résultats sont tout simplement bluffants, c'est pourquoi elle a toute sa place dans cet ouvrage.

Si votre praticien ne dispose pas d'un iridoscope (microscope), il peut, grâce à une loupe, avoir une idée précise de votre état de santé émotionnel et physique : les séquelles de précédentes maladies, des éléments toxiniques, des perturbations nerveuses, les atteintes organiques ou anatomiques.
L'examen de l'iris par l'intermédiaire d'une loupe permet de faire un bilan global de notre terrain ; l'iridoscope permet une lecture détaillée des organes.

Les observations se portent notamment sur la couleur de votre iris et sur sa trame, c'est-à-dire sa densité, mais aussi sur la présence de signes comme des tâches, des sillons, des cercles ou ovales présents dans votre iris. Par exemple, la présence de tâches marron peut indiquer la présence de toxines. Le praticien, en fonction de l'ensemble du bilan et des réserves énergétiques de la personne, peut alors l'orienter vers une détoxification.

Au même titre que la réflexologie plantaire, une carte de l'iris permet de localiser les différents organes.

CARTOGRAPHIE DE L'IRIS DROIT

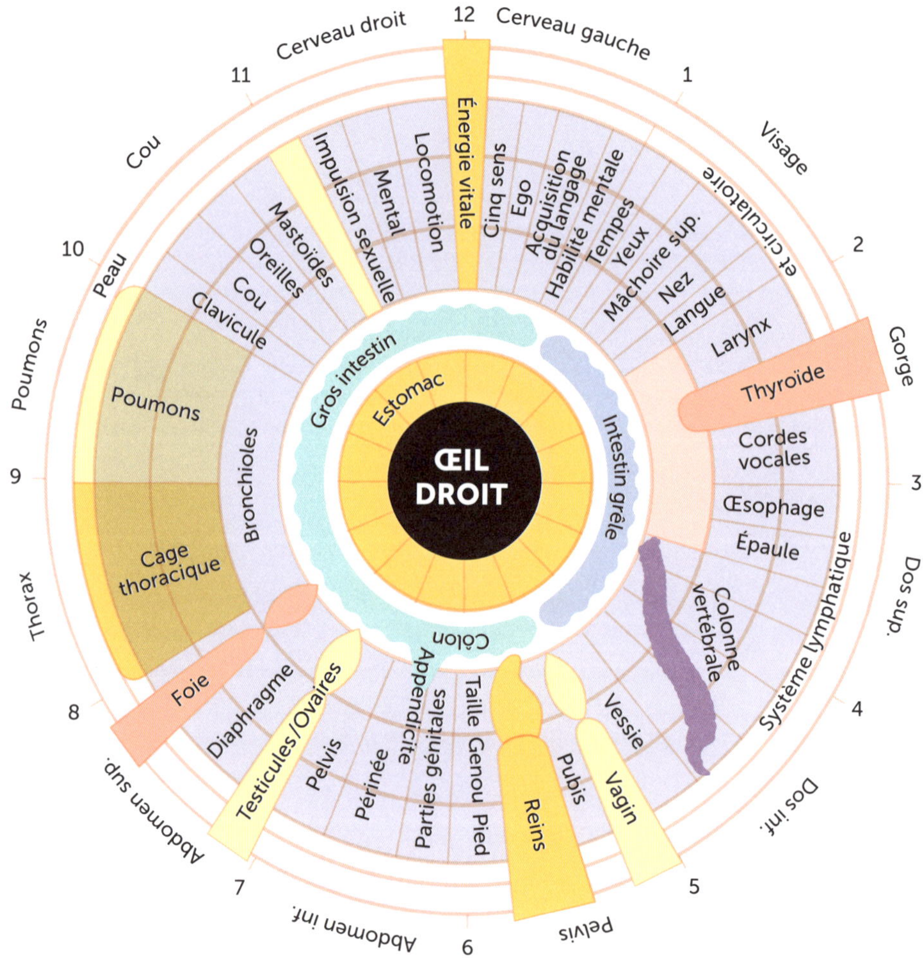

CARTOGRAPHIE DE L'IRIS GAUCHE

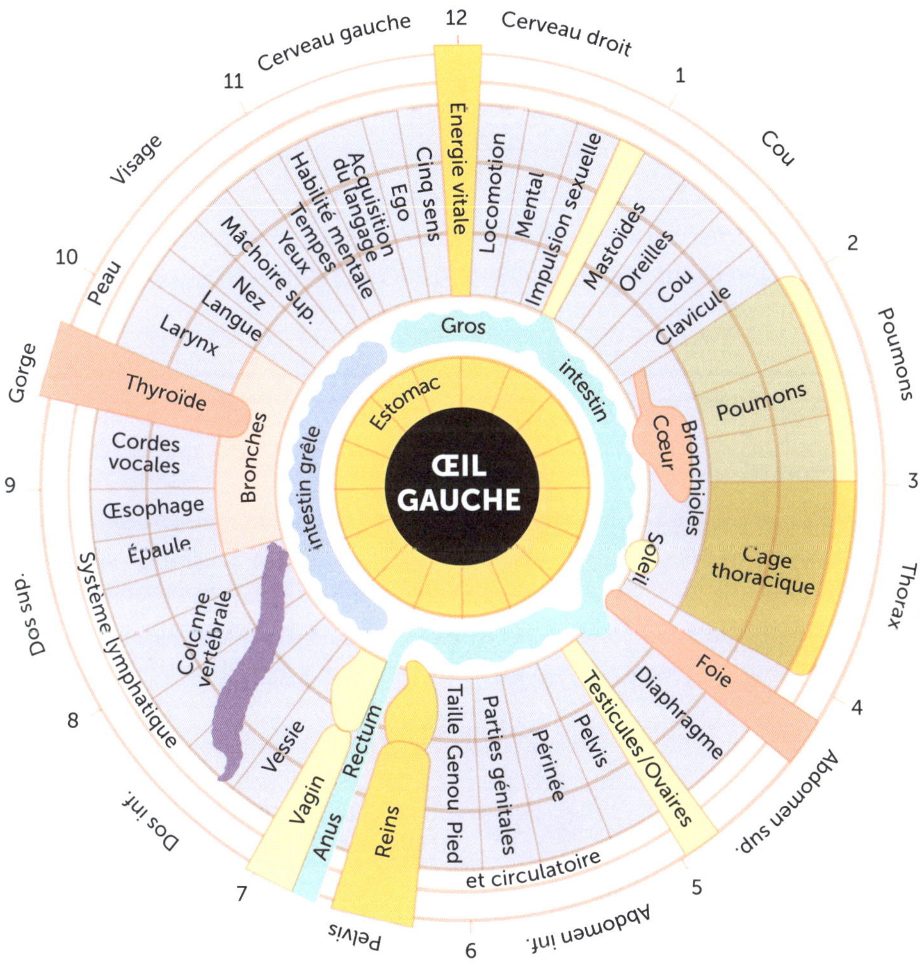

I à L

LIPIDES

(voir aussi Alimentation, Protéines, Glucides)

Les lipides sont également appelés les graisses ou les corps gras.

Rôles principaux des lipides

- **Énergétique :** les lipides sont la principale réserve d'énergie de notre organisme (muscles et différents organes de notre corps). Non utilisés, ils sont stockés dans nos tissus adipeux. Ils participent également à maintenir notre température corporelle.

DIGESTION DES LIPIDES

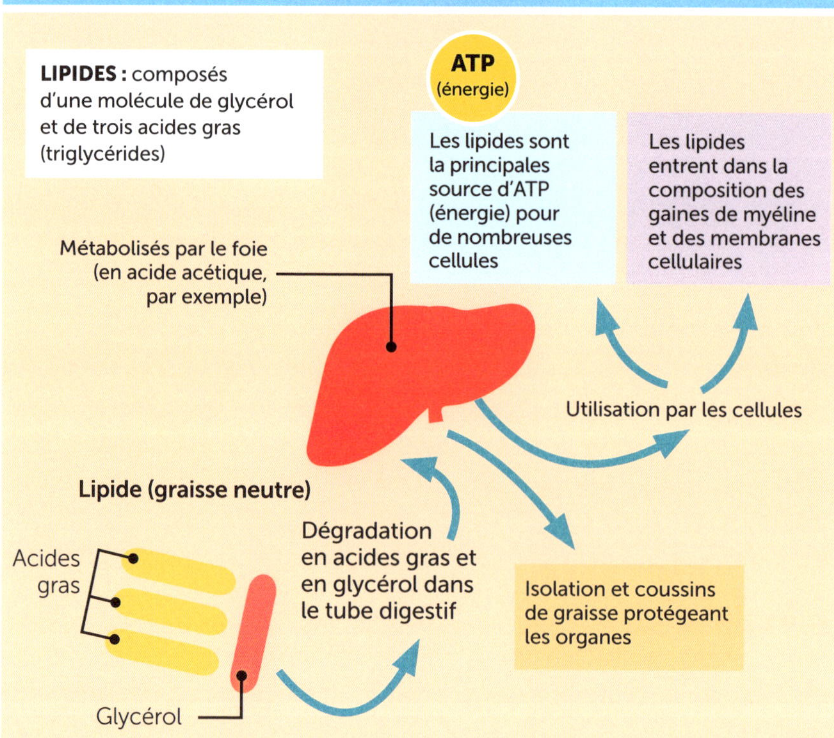

- **Structural :** ils sont indispensables au bon fonctionnement de nos cellules, de notre système nerveux et de nos organes.
- **Transporteur et absorbeur :** ils permettent le transport et l'absorption de vitamines dites liposolubles (vitamines A, D, E, K), c'est-à-dire soluble dans les graisses.

Les différents types de lipides

- **Animal :** présent autant dans la graisse que dans les produits laitiers.
- **Végétal :** que l'on retrouve dans les différentes huiles et oléagineux.

Ces molécules complexes sont composées d'acides gras et de glycérol. À titre d'exemple, les triglycérides sont formés par trois molécules d'acides gras et une molécule de glycérol.

Les trois différentes familles

Les lipides simples

Les plus connus et les plus présents dans notre organisme sont les triglycérides. Ils constituent notre réserve d'énergie.

Les lipides complexes

Les phospholipides, par exemple, participent à la construction des parois de nos cellules et servent de transporteur pour notre cholestérol...
Les stéroïdes, eux, sont présents dans les sels biliaires, les hormones cortico-surrénaliennes (stress) et les hormones sexuelles.

Les acides gras (AG)

Acides gras saturés (AGS)
Les acides gras saturés sont présents dans les graisses animales comme la graisse de canard, le beurre... et dans certaines huiles végétales comme l'huile de palme.

Ils sont plus compliqués à exploiter par notre organisme en raison de leur saturation. Ils sont aussi plus difficiles à digérer et à éliminer. En revanche, ils résistent particulièrement bien à la chaleur et donc à la cuisson.

Les acides gras insaturés (AGI)

Les acides gras mono-insaturés ou oméga-9
Ils sont antioxydants et participent à la diminution du « mauvais » cholestérol. Le plus connu est l'huile d'olive.

Les acides gras polyinsaturés avec les oméga-3 et 6

- Les oméga-3 ou acide alpha-linoléique.
  - L'EPA : grand protecteur du système cardio-vasculaire et anti-inflammatoire particulièrement intéressant.
  - Où les trouve-t-on ? Dans le règne animal (sardine, hareng, crevette, maquereau).
  - La DHA : indispensable pour la protection de nos yeux et de notre cerveau, notamment pour lutter contre sa dégénérescence (maladie d'Alzheimer...).
  - Où les trouve-t-on ? Dans le règne végétal (huile de lin, de noix, de chanvre, graines de lin et oléagineux comme les graines de courge ou les amandes).

- Les oméga-6 ou acide linoléique.

Ils jouent un rôle dans notre système immunitaire et dans la protection de nos muqueuses, notamment en cas d'eczéma.
De nos jours, notre alimentation est souvent trop riche en oméga-6, ce qui porte préjudice à la transformation des oméga-3.

Conseils de votre naturopathe

- Évitez les huiles de type tournesol, arachide ou de palme, les viandes grasses et les laitages industriels (beurre, saindoux).
- Oubliez également les margarines riches en acides gras saturés et en acides gras hydrogénés (trans).
- Variez vos huiles en n'hésitant pas à ajouter des huiles riches en oméga-3 de type huile de lin.
- Privilégiez les huiles riches en acides gras mono et polyinsaturés, notamment l'huile d'olive (oméga-9) et l'huile de colza qui dispose d'un très bon ratio oméga-3/oméga-6. Prenez-la bio et de première pression à froid.
- Privilégiez les petits poissons (sardines, maquereau...) plutôt que les gros prédateurs (plus forte teneur en mercure). Misez sur le bio et l'éthique.

M•N

MINÉRAUX & OLIGO-ÉLÉMENTS

(voir aussi Diathèse)

Parmi les minéraux contenus dans notre organisme, certains peuvent se compter en grammes quand d'autres sont seulement présents en quantités infimes. C'est bien là ce qui différencie les minéraux des oligo-éléments ou « éléments traces ». Cependant, les deux sont en réalité des « minéraux », c'est la raison pour laquelle ils sont réunis dans cette partie.

De manière générale, les deux jouent un rôle sur le bon fonctionnement de notre organisme. Ils sont indispensables pour le transport des vitamines, des glucides, des lipides et des protéines. Les minéraux jouent davantage un rôle catalytique, c'est-à-dire qu'ils sont utilisés pour accélérer certains processus de transformation dans notre organisme. Ils ont également un rôle de structure (construction). Nous ne verrons ici que les principaux.

Le calcium (M)

Le calcium est le minéral le plus répandu dans notre organisme, il est notamment présent dans 99 % dans notre ossature.

➔ **Son rôle principal ?** Donner de la rigidité et de la solidité à notre squelette et à nos dents. Il joue également un rôle dans notre système nerveux et musculaire.

➔ **Utile pour combattre ?** L'ostéoporose, un ralentissement de croissance, des crampes, l'anxiété, l'irritabilité...

➔ **Où le trouve-t-on ?** Dans les produits laitiers, mais aussi dans les algues, les oléagineux (amandes, noisettes), les fèves et les légumes verts.
Penser à l'associer à la vitamine D pour potentialiser son absorption.
À noter que le lait de vache est un grand acidifiant, c'est-à-dire déminéralisant. Son action « bénéfique » en matière de calcium est donc à relativiser.

Le cuivre (O)

➔ **Son rôle principal ?** Le cuivre agit sur notre système immunitaire et les glandes surrénales. Il potentialise l'action des antibiotiques.

➔ **Utile pour combattre ?** Les maladies infectieuses de type grippe, herpès, rhumatisme inflammatoire...

➔ **Où le trouve-t-on ?** Dans les céréales complètes, la viande, le poisson, les légumineuses.

L'iode (O)

C'est l'oligo-élément de la thyroïde.

➔ **Utile pour combattre ?** L'insuffisance de production d'hormones thyroïdienne, problème pour les femmes enceintes.

➔ **Où le trouve-t-on ?** Dans les algues, le sel, les crustacés.

Le magnésium (M)

Le magnésium est le minéral du système nerveux et musculaire. Il joue également un rôle dans la réponse immunitaire

➔ **Utile pour combattre ?** Toutes formes de stress, insomnies, crampes, tachycardie, tremblements.

➔ **Où le trouve-t-on ?** Dans le chocolat, les algues, les oléagineux, la banane, les céréales complètes.

À noter : son cofacteur (assimilation) est la vitamine B6, raison pour laquelle ils sont souvent associés.

Le manganèse (0)

➔ **Son rôle principal ?** Il intervient dans de nombreuses fonctions enzymatiques, dans le métabolisme des glucides et des lipides, dans la synthèse de certaines hormones. Il est également un très bon antioxydant.

➔ **Utile pour combattre ?** Les terrains allergiques (en traitement de fonds), en cas d'inflammation (eczéma, arthrite), en cas d'hyperthyroïdie ou d'hyperménorrhée.

➔ **Où le trouve-t-on ?** Dans les algues, les légumineuses, les oléagineux, les céréales complètes.

Le fer (O)

➔ **Son rôle principal ?** Le fer est indispensable à la respiration de nos cellules et à la production d'énergie. Il agit sur la production d'hémoglobine, la réponse immunitaire.

➔ **Utile pour combattre ?** L'anémie, la fatigue, un cycle menstruel important, en cas d'hémorragie.

➔ **Où le trouve-t-on ?** Les légumes verts, les légumineuses.

Pensez à ajouter de la vitamine C pour potentialiser son absorption.

Le phosphore (M)

➔ **Son rôle principal ?** Le phosphore agit sur le système nerveux, notre squelette et nos os. C'est également un constituant de la membrane (protection) cellulaire.

➔ **Utile pour combattre ?** L'anémie, la fatigue, un cycle menstruel important, en cas d'hémorragie.

➔ **Où le trouve-t-on ?** Dans pratiquement tous les aliments dont les levures de bière, germe de blé, viande, poissons, fromages…

Le potassium (M)

➔ **Son rôle principal ?** Le potassium est l'antagoniste du sodium. Il agit sur les surrénales et permet le bon fonctionnement des cellules, des nerfs et des muscles.

➔ Utile pour combattre ? L'hypertension, la rétention d'eau, la constipation, les crampes.

➔ Où le trouve-t-on ? Les noix du Brésil, noix, la levure de bière, le poisson, les œufs, les crustacés, les légumineuses, les fruits (avocat, banane...), et les légumes (épinards, chou...).

Le sélénium (O)

➔ Son rôle principal ? Grand antioxydant, notamment contre les métaux lourds, il soutient le système cardio-vasculaire et intervient dans le métabolisme de la thyroïde.

➔ Utile pour combattre ? Les intoxications aux métaux lourds, cardiomyopathie, le stress oxydatif.

➔ Où le trouve-t-on ? Les noix du Brésil, la levure de bière, la viande, le poisson, les œufs, les crustacés, les produits laitiers...

Le sodium (M)

➔ Son rôle principal ? Le sodium est le minéral de l'hydratation, c'est en effet lui qui retient l'eau dans notre organisme en synergie avec le potassium et le calcium. Il joue également un rôle dans la pression sanguine et l'influx nerveux.

➔ Utile pour combattre ? Les crampes, la déshydratation, la fatigue.

➔ Où le trouve-t-on ? Bouillon de légumes, sauce soja, charcuterie...

À noter que nous sommes davantage en excédent de sodium qu'en carence.

Le souffre (M)

➔ Son rôle principal ? C'est le minéral du foie, de la peau et des articulations.

➔ Utile pour combattre ? L'eczéma, les dermatoses, les allergies, les problèmes hépatiques, les rhumatismes et les maladies inflammatoires (acidification de l'organisme).

➔ **Où le trouve-t-on ?** Les œufs, les crucifères (choux, navets, radis…), l'ail, les oignons ou les échalotes.

Le zinc (O)

➔ **Son rôle principal ?** Le zinc est un grand protecteur de la peau, il soutient le système immunitaire. Il a également des propriétés antioxydantes. Il agit également sur les glandes endocrines (hypophyse, gonades, pancréas).

➔ **Utile pour combattre ?** L'acné, le psoriasis, le rhume, la grippe, les cicatrisations de plaies et de brûlures, améliorer l'état de ses phanères (cheveux et ongles), dysménorrhées.

➔ **Où le trouve-t-on ?** Les céréales complètes, les légumineuses, les fruits de mer, les abats, la viande notamment rouge, les légumes verts et la spiruline.

Conseils de votre naturopathe : misez sur la spiruline !

Cette microalgue est incontournable. Elle contient notamment du fer, du calcium, magnésium, du phosphore, du potassium, du zinc… ainsi que de nombreuses vitamines (A, D, E, K, les vitamines du groupe B) et un taux de protéines record (entre 60 à 70 %) ainsi que de nombreux anti-oxydants. Microalgue d'eau douce, elle ne contient en revanche pas d'iode.

Attention à la provenance, misez sur du local : nous avons de très belles productions françaises. Vérifiez où elle est produite (zone rurale), sa composition (sans aucun ajout artificiel)… N'hésitez pas à aller visiter la charte d'engagement du producteur.

MORPHOTYPOLOGIE

(voir aussi Constitution, Tempérament, Diathèse)

La morphotypologie a pour objectif de regrouper les profils similaires en biotypes humains. De façon simplifiée, elle s'intéresse à la fois à :

- **vos caractéristiques physiques :** votre taille, votre ossature, la forme de votre visage ;
- **vos caractéristiques psychologiques :** observation de votre comportement, émotivité, résistance au stress...

Les trois angles d'étude

Votre constitution : il s'agit de votre patrimoine génétique, l'inné, l'héritage légué de vos ancêtres et aussi l'acquis (votre culture, vos valeurs). Elle est immuable : votre ossature, votre dentition, votre résistance de base au stress.

Votre tempérament : c'est une évolution lente et qui dépend certes de votre héritage mais aussi, et surtout, de vos choix de vie. Cette évolution a un impact sur votre vitalité, votre morphologie et aussi sur votre psychologie et physiologie.

➔ Ainsi, en dépit d'une constitution taillée dans le roc, si vous avez une alimentation trop riche et trop généreuse, si vous consommez trop d'alcool et que votre hygiène de vie n'est pas des plus saines, votre corps finira par lâcher. L'exemple typique est Gérard Depardieu, bon vivant par excellence, qui a (trop ?) bien profité de la vie.

La diathèse : c'est vous à un instant T. Elle prend en compte ce qui se passe pour vous dans votre vie aujourd'hui. Par exemple : un accident, une promotion, une rencontre amoureuse ou une séparation...

La morphotypologie permet au praticien d'avoir une vue d'ensemble de la personne qui vient le voir. Cela peut lui permettre de mieux cibler ses questions ou d'orienter son bilan de santé. Cela ne saurait bien entendu pas résumer une consultation, c'est davantage une entrée en matière.

NATURE

(voir aussi Eau, Hydrothérapie, Poumon, Peau)

Par ses fondements et son essence, la naturopathie prône une proximité avec la nature.

L'air

Respirer en pleine nature nous permet de réoxygéner notre organisme et d'augmenter notre capacité respiratoire.

➔ À défaut de pouvoir profiter d'un week-end à la campagne, n'hésitez pas à vous rapprocher d'un centre qui propose le bol d'air Jacquier®. Il stimule l'assimilation de l'oxygène par les cellules de notre organisme grâce à l'utilisation de l'essence de résine de pin comme transporteur d'oxygène.
Pensez à aérer régulièrement votre lieu de vie et n'hésitez pas à utiliser des diffuseurs d'huiles essentielles : petit grain de bigarade, citron, orange...

L'eau

Une partie entière est consacrée aux bienfaits de l'eau. Voir Hydrothérapie.

Le soleil

Prendre un bain de soleil, c'est permettre à notre organisme de synthétiser la vitamine D et favoriser ainsi la bonne santé de nos os, accroître la cicatrisation et l'aseptisation des plaies, activer les fonctions de détoxification de la peau (glandes sébacées et sudoripares)...

➔ Privilégiez de courtes expositions le matin ou en fin de journée.

L'énergétique

Marcher dans une herbe couverte de rosée du matin, enlacer un arbre… autant de techniques permettant de se recharger, de se rapprocher de la nature et de nous-mêmes.

➔ Face à un arbre, pieds nus si possible, posez dans un premier temps les paumes de vos mains contre l'arbre pour vous relier à lui puis, si vous le sentez, enlacez-le.

NEUROTRANSMETTEURS

(voir aussi Alimentation, Stress, Vitamines, Minéraux & Oligo-éléments)

Pour faire simple, les neurotransmetteurs, comme leur nom l'indique, sont des molécules chimiques qui assurent la transmission de messages d'un neurone à l'autre au niveau des synapses. Ils ont donc une importance cruciale puisqu'ils agissent dans de nombreux domaines tels que la motivation, le plaisir, l'envie, la coordination.

Nous ne verrons ici que les essentiels.

L'acétylcholine : notre mémoire

L'acétylcholine intervient notamment dans le contrôle de nos mouvements et dans notre capacité de mémorisation. Elle est notre lieu de stockage des informations. Elle est notamment présente dans les régions du cerveau qui dégénèrent dans la maladie d'Alzheimer. Avec l'âge, l'organisme en fabrique moins ce qui est à l'origine des troubles de la mémoire ou du manque de concentration chez certaines personnes âgées.

➔ **Pour favoriser les acétylcholines :** il faut privilégier des aliments riches en B9 et B12 comme les protéines animales, les céréales ou les crucifères. Il faut aussi augmenter ses apports en choline, un précurseur (avec les vitamines B9 et B12) de l'acétylcholine. Les meilleures sources de choline sont le jaune d'œuf, la viande, le foie, le soja, le germe de blé, les crucifères et les céréales.

Les catécholamines

Les catécholamines sont des composés organiques synthétisés par la tyrosine. Ils sont libérés dans notre organisme (dans notre sang) pour répondre à un danger, à un stress ou à une émotion. Ils interviennent dans la stimulation du système cardio-vasculaire.

LES COFACTEURS COMMUNS ET LA TRANSFORMATION DES CATÉCHOLAMINES ET DE LA SÉROTONINE

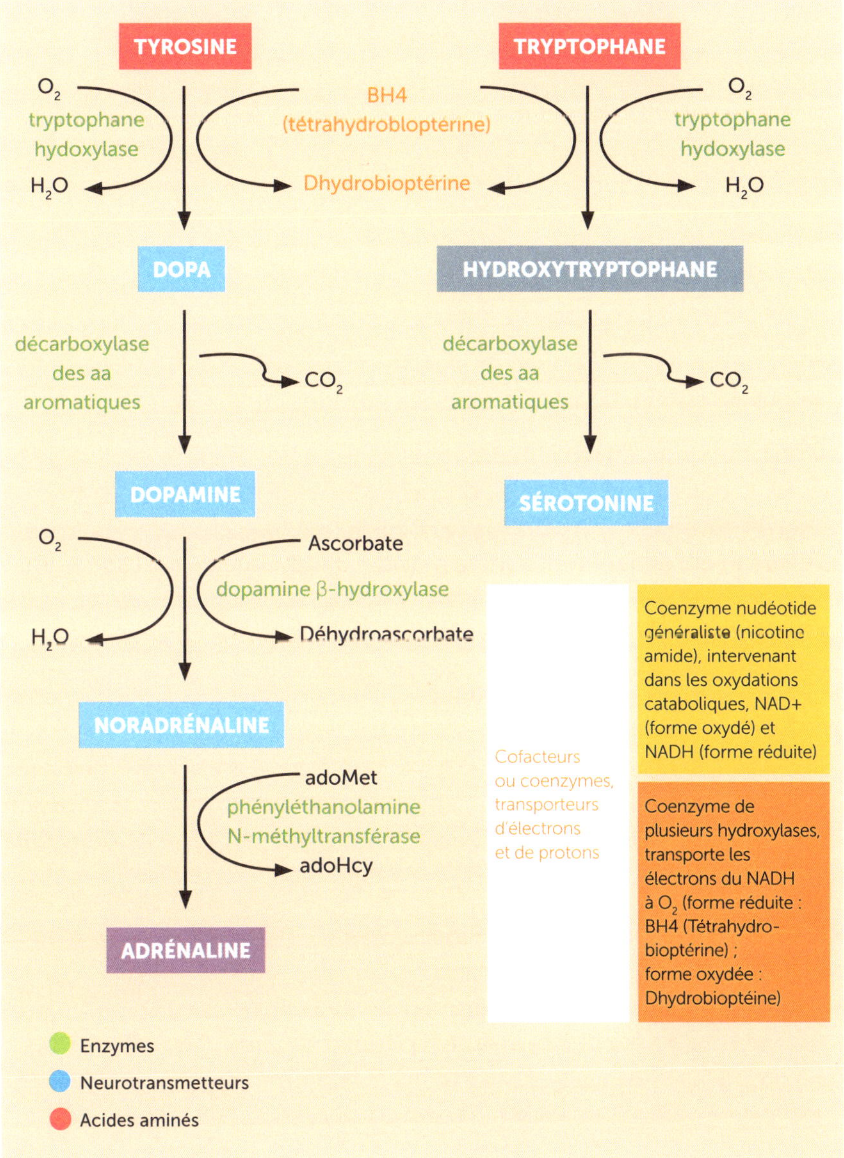

➔ Pour favoriser les catécholamines : il faut agir sur leurs précurseurs, la tyrosine et la phénylalanine, en favorisant certains aliments tels que les protéines animales et végétales, les oléagineux, les céréales types germe de blé, avocats, bananes et légumes verts.

Dans cette famille, on trouve la dopamine, l'adrénaline et la noradrénaline.

La dopamine : notre moteur

Elle est étroitement liée aux comportements d'exploration, à la vigilance, à la recherche de plaisir mais aussi à notre réponse au stress.

La baisse d'activité des zones dopaminergiques entraîne la diminution des mouvements spontanés, la rigidité musculaire et les tremblements comme on peut le constater chez des malades atteints de la maladie de Parkinson.

Comme elle est intimement liée à notre motivation, son absence peut également entraîner des dépressions mélancoliques avec une baisse de motivation ou de recherche de plaisir.

La rhodiole est la plante idéale pour rééquilibrer la dopamine.

L'adrénaline : la réponse au stress

Elle active les réponses de l'organisme face à un stimulus stressant avec comme réactions notables l'augmentation du pouls ou de la pression sanguine, la contraction musculaire, la dilatation des pupilles... Elle prépare l'organisme à faire face à une « fuite ou un combat ».

➔ Comment diminuer l'adrénaline : certains outils comme la cohérence cardiaque, la méditation, la sophrologie peuvent s'avérer très efficaces pour lutter contre un taux d'adrénaline chroniquement trop élevé. On peut également penser à des plantes telle que la rhodiole, l'éleuthérocoque ou le ginseng, mais aussi des aliments riches en magnésium comme le chocolat, les oléagineux, les céréales complètes ou les légumineuses.

La noradrénaline : l'ouverture sur l'extérieur

Elle agit sur la libération d'hormones qui régulent notamment la fertilité, la libido ou encore l'appétit. Elle module notre attention, facilite l'apprentissage et notre sociabilité.

Inversement, un déficit peut entraîner une baisse de libido, de motivation, un certain détachement ou repli, voire participer à une dépression.

La sérotonine : le bonheur

La sérotonine agit sur la régulation de notre humeur, les comportements alimentaires et sexuels, la douleur, l'anxiété ou encore notre cycle veille sommeil puisqu'elle est le précurseur de la mélatonine.

Un déficit en sérotonine peut entraîner des comportements agressifs, impulsifs, voire violents et aussi des comportements addictifs notamment au sucré avec un pic en fin d'après-midi ou le soir, de l'anxiété, de l'hyperactivité, des comportements phobiques ou obsessionnels, une mauvaise estime de soi ou un état suicidaire. Elle pose notamment un problème en cas de régime amaigrissant trop restrictif ou carencé puisqu'elle pourra engendrer des compulsions alimentaires.

➔ **Pour favoriser la sérotonine :** il faut se tourner vers des aliments riches en tryptophane, son précurseur, à savoir le sucré comme le chocolat, la banane, le riz complet, les légumineuses, les oléagineux.

La rhodiole est également une plante adaptogène formidable pour réguler la sérotonine ainsi que le L-tryptophane ou le 5HTP plus facilement assimilable. Chimiquement le L-tryptophane est le précurseur du 5HTP.

La mélatonine : l'hormone du sommeil

La mélatonine est une hormone synthétisée à partir de la sérotonine. Bien que n'étant pas un neurotransmetteur, elle intervient de façon prépondérante dans la régulation de nos cycles. Elle régule principalement nos rythmes circadiens (cycle d'une journée). Elle intervient également sur le système immunitaire, la régulation de notre pression artérielle. Elle s'active en cas d'obscurité, comme lors de la tombée de la nuit.

Pour favoriser la mélatonine : il faut travailler sur son précurseur, la sérotonine. Privilégiez les lumières tamisées, les livres plutôt que les écrans. Privilégiez une alimentation riche en sérotonine, en vitamines B (voir Vitamines), en magnésium ou en zinc (voir Minéraux).
Il est également possible de se complémenter en mélatonine.

Le schéma qui suit représente les trois principaux neurotransmetteurs responsables de la « gestion de nos humeurs ». Pour simplifier, cette gestion permet de rétablir un équilibre dans notre cerveau.

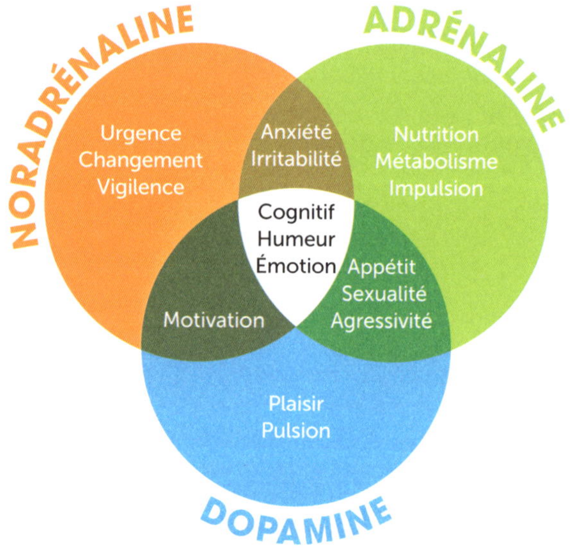

Le GABA : la détente

Le GABA est impliqué dans la mémorisation et en tant qu'inhibiteur des transmissions nerveuses. En d'autres termes, c'est notre pédale de frein. Il favorise le calme, la relaxation en diminuant la tonicité musculaire, le rythme cardiaque, les spasmes...

Il joue un rôle clé dans le contrôle de l'anxiété, ce qui est une des conséquences en cas de manque de GABA. On pourra également constater un manque d'attention ou une tendance à la déprime ou à l'insomnie.

➔ **Pour favoriser le GABA :** il faut se diriger vers une alimentation riche en glucides ayant un index glycémique relativement bas ou modéré comme les bananes, les céréales complètes, les légumineuses ou encore les oléagineux et les légumes verts,
Pensez également à vous déconnecter de vos activités stressantes et à vous poser dans une ambiance favorable et sereine (bain, bougie, musique, livre).

Que retenir ?

- En **variant votre alimentation,** vous trouverez tous les nutriments nécessaires pour équilibrer votre organisme.

- Privilégiez **des moments de détente** pour favoriser votre récupération et votre sommeil. Octroyez-vous des **moments de créativité** pour activer votre (dopamine) envie.

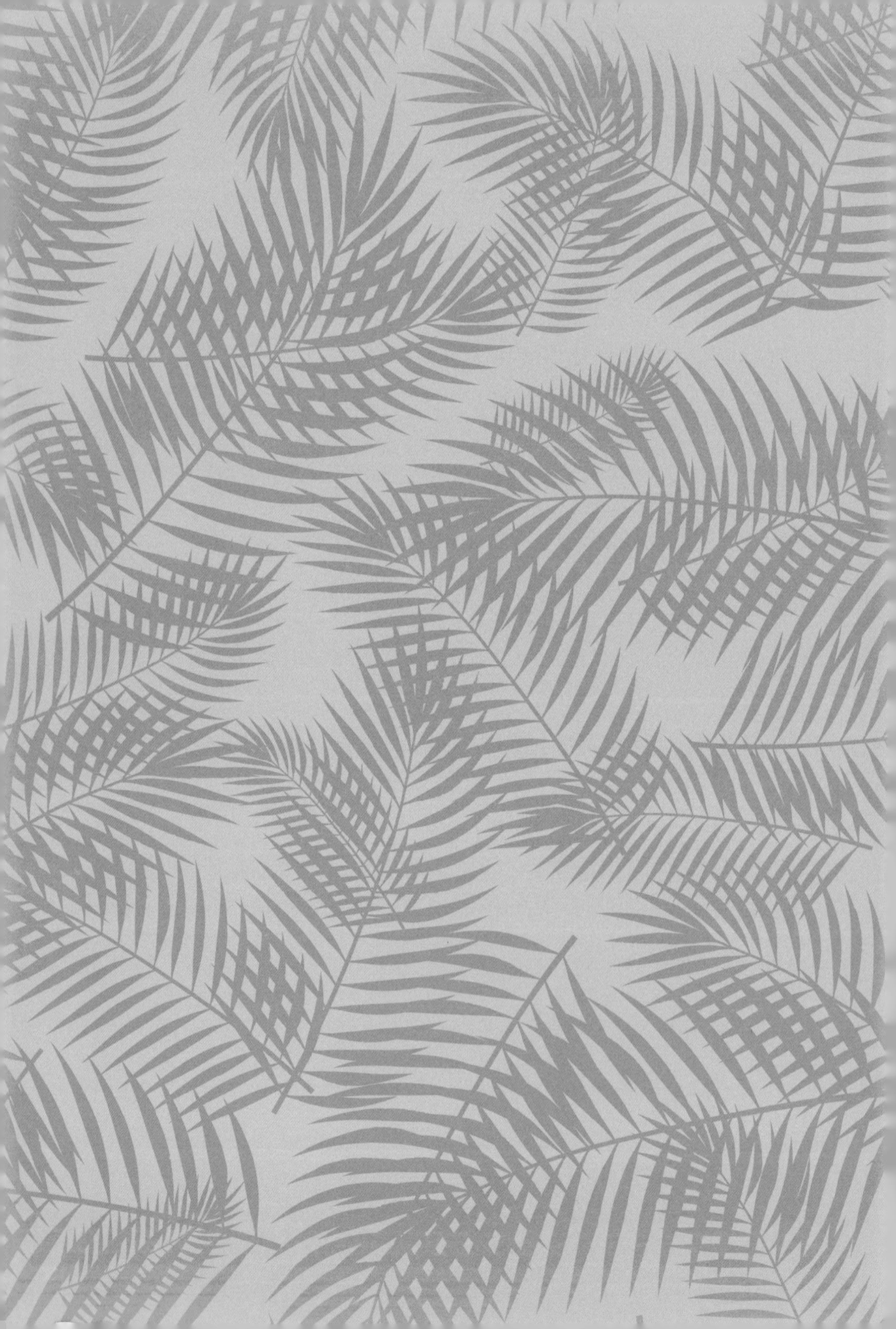

PàR

PEAU

(voir aussi Émonctoire, Foie, Poumon, Rein, Intestin, Crise d'élimination)

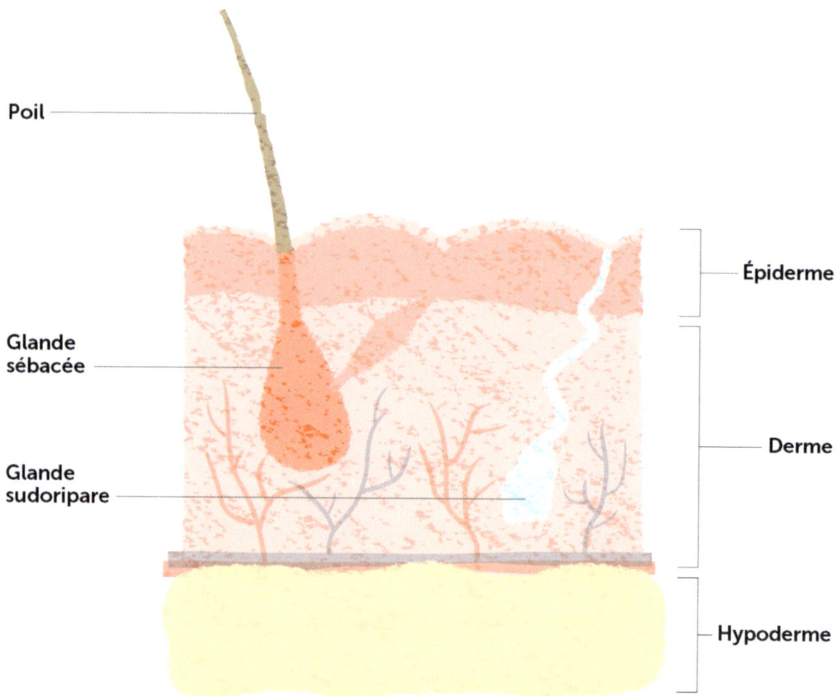

La peau est l'organe le plus important du corps humain, le plus étendu. Elle mesure, chez l'adulte, environ 2 m^2. Elle est composée à 65 % d'eau.

Elle possède 3 couches.

- **L'épiderme :** c'est la couche la plus superficielle de la peau, elle se renouvelle en permanence sur un cycle de 21 jours.
  Retenez simplement que cette couche contient la kératine et les mélanocytes qui fabriquent la mélanine (protection des UV et à l'origine du bronzage).

- **Le derme :** son rôle est de nourrir l'épiderme. Il permet la cicatrisation en cas de coupures ou d'écorchures et de maintenir l'élasticité de la peau. C'est également là où l'on retrouve les glandes sébacées (sébum) et sudoripares (transpiration).
- **L'hypoderme :** couche adipeuse sous-cutanée qui sert d'interface et de protection entre la peau et les organes.

Sa fonction de détoxification

La peau est un émonctoire primaire et secondaire, c'est-à-dire que notre organisme l'utilisera « en tant que porte de sortie » en première intention mais également en relais lorsque les émonctoires principaux seront saturés.

La peau participe doublement à l'élimination des déchets puisqu'elle élimine autant les déchets dits « cristaloïdaux » (cristaux) dissous dans la sueur que les déchets colloïdaux (colles) dissous dans le sébum.

Prendre soin de sa peau au quotidien

- Le brossage à sec pour l'exfolier régulièrement et éliminer les peaux mortes.
- L'activité physique, les saunas et hammams pour utiliser ses fonctions de sudation.
- Privilégiez des crèmes sans additifs, biologiques, les savons saponifiés à froid, les huiles végétales... Éloignez-vous des compositions chimiques qui pénétreront dans votre organisme par l'intermédiaire de votre peau.

PHYTOTHÉRAPIE

Les plantes sont utilisées depuis des millénaires et détiennent des propriétés extrêmement variées. La naturopathie et autres médecines naturelles ne sont pas les seules à les utiliser. L'un des médicaments les plus connus au monde, l'aspirine, provient de la Reine-des-prés et du saule blanc.

On peut retrouver les plantes sous différentes formes : fraîches, séchées, en tisane, en décoctions, en élixirs ou huiles essentielles.

Leurs rôles

Très polyvalentes, elles peuvent s'utiliser aussi bien en usage interne qu'externe.
Leurs actions sont infinies : déstresser, revitaliser, solliciter un émonctoire pour activer le drainage, anti-inflammatoire...

Leurs différentes formes

Privilégiez les plantes d'origine biologique pour éviter les résidus chimiques et une qualité moindre.

Les formes les plus simples

Les infusions : plante sur laquelle on verse de l'eau bouillante et qu'on laisse macérer pour libérer peu à peu tous ses principes actifs. Les infusions concernent davantage les feuilles, les herbes, les fleurs et les fruits.

Les décoctions : la différence principale avec l'infusion est la température de l'eau : celle-ci est tempérée. La plus connue est celle des queues de cerises. La décoction concerne davantage les tiges, les racines, les graines et les écorces.

Les gélules ou comprimés : la plante apparaît sous forme de poudre dans un contenant. C'est l'une des formes les plus concentrées en principes actifs.

Les préparations non alcoolisées

L'extrait de plantes standardisées ou EPS : il est fabriqué à partir de plantes fraîches broyées à froid (- 90 °C). Il ne contient ni sucre, ni alcool et est donc adapté pour les femmes enceintes et les enfants. Cependant, chaque plante à ses propres spécificités et actions, il est recommandé de s'adresser à un spécialiste.

Les huiles essentielles : une huile essentielle est un extrait de plantes obtenu par distillation à la vapeur à basse pression. Fuyez celles qui sont obtenues avec l'utilisation de solvants chimiques. Hyperpuissantes, parfois toxiques, elles sont à manier avec précaution. Elles n'en restent pas moins très efficaces pour traiter bien des maux. Selon l'huile essentielle, on peut l'utiliser en interne en l'incorporant sur un support (miel, huile, comprimé neutre) ou en l'inhalant, ou en externe (massage, dans votre sel de bain...). Renseignez-vous auprès d'un spécialiste.

Les préparations alcoolisées

L'alcool sert à extraire les principes actifs de la plante et permet une meilleure conservation (jusqu'à 3 ans). Il permet également une assimilation plus rapide de ses extraits actifs.

Les plus connues sont les teintures, les teintures mères et les macérats mères (bourgeons que l'on retrouve en gemmothérapie).

Les teintures : contenues dans de l'alcool à 60°, elles peuvent être d'origine minérales ou végétales. Elles sont antiseptiques et s'utilisent en usage interne ou externe.

Les teintures mères : contenues dans de l'alcool entre 45° et 60°, ce sont des macérations de plantes fraîches entières. Elles s'utilisent en interne et externe.

Les bourgeons : les bourgeons frais ou jeunes pousses sont ajoutés à un mélange d'eau, d'alcool et de glycérine. Ils sont prélevés au moment du « débourrage », c'est-à-dire une courte période pendant laquelle l'activité de croissance de la plante est intense. Ils renferment la totalité de l'information de la plante et sont dans une phase de multiplication cellulaire. Ils contiennent ainsi en grande quantité des minéraux, des oligo-éléments, des vitamines, des enzymes... Les bourgeons possèdent des propriétés incroyables et sans effet secondaire, si ce n'est quelques précautions concernant les femmes enceintes et les enfants. Ils sont moins puissants car davantage dilués.

Les élixirs floraux

Les plus connus sont celles du Dr Bach, médecin britannique qui fut un pionnier dans la prise en charge des émotions des patients. Il testa des milliers de plantes et mit au point des remèdes associés à un état mental ou une émotion particulière. Il constata qu'en soulageant les émotions du patient, leur potentiel de guérison naturel se débloquait.

Il existe 38 remèdes s'adressant à un caractère ou à un état émotionnel spécifique.

Ils se prennent sous forme de cure (un mois, voire davantage), parfois de façon plus ponctuelle comme le Rescue® pour les situations de stress « extrême », soit en gouttes directement sur la langue, soit en gomme ou en spray.

D'autres, moins connus, sont tout aussi efficaces : Deva, Bush australien...

POUMON & APPAREIL RESPIRATOIRE

(voir aussi Émonctoire, Foie, Peau, Rein, Intestin, Crise d'élimination)

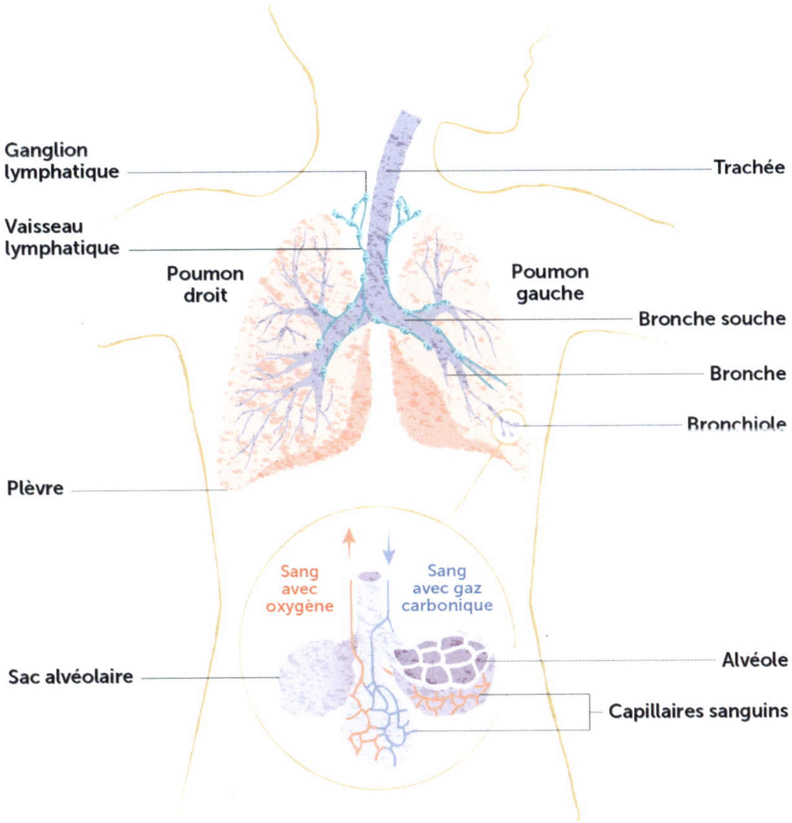

Les poumons sont les organes nous permettant de respirer mais aussi de nous protéger de l'extérieur grâce à un système de filtration. En cas d'activité insuffisante, ils peuvent s'encrasser puisqu'ils n'arriveront plus à éliminer totalement le gaz carbonique.

Les polluants peuvent être atmosphériques (inspirés) ou métaboliques (digérés).

En tant qu'émonctoire, son rôle est double : éliminer les déchets gazeux (gaz carbonique) et de déchets solides (glaires).

Les déchets mycosiques (glaires, catarrhes...) sont éliminés par le système respiratoire. Ils peuvent ainsi passer par les muqueuses du nez (rhume, sinusite...), les alvéoles pulmonaires (asthme), les bronches (bronchite).

À noter que le système respiratoire est très souvent le relais d'un foie engorgé.

Comment prendre soin de votre appareil respiratoire

- Activité physique, balade au milieu de la nature ou le bol d'air Jacquier® si vous habitez en milieu urbain.
- Évitez bien évidemment le tabac.
- Privilégiez une alimentation sans glucides et sans sucre blanc.

PROTÉINES

(voir aussi Alimentation, Glucides, Lipides)

Les protéines sont composées d'acides aminés. S'il en existe plus de 500 dans le monde vivant, on en dénombre 20 dans l'alimentation humaine.

Deux catégories d'acides aminés

Les acides aminés dits essentiels

Si tous les acides aminés sont importants, certains ne peuvent être synthétisés (fabriqués) par notre corps. Il faudra par conséquent un apport exogène (extérieur). Celui-ci se fera à travers notre alimentation. Ils sont aux nombres de 8 + 1 chez les enfants (histidine).

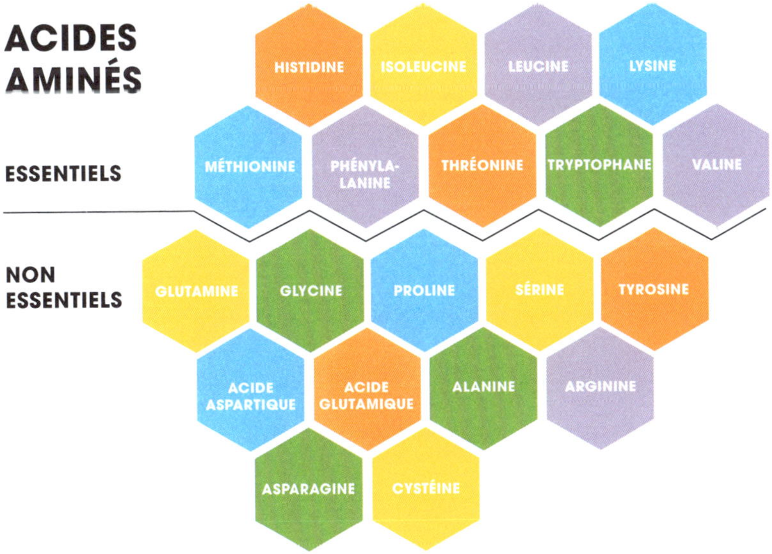

Les acides aminés semi-essentiels et non essentiels

Ces catégories regroupent tous les acides aminés que notre corps peut synthétiser, si besoin est. La seule nuance réside dans le fait que les semi-essentiels demandent un effort plus important dans leur transformation par le corps.

Digestion des protéines

Les protéines sont dégradées dans un premier temps dans l'estomac (la pepsine) puis dans les intestins (la peptidase). Elles sont absorbées dans les intestins puis transportées dans le sang jusqu'aux organes et tissus.

DIGESTION DES PROTÉINES

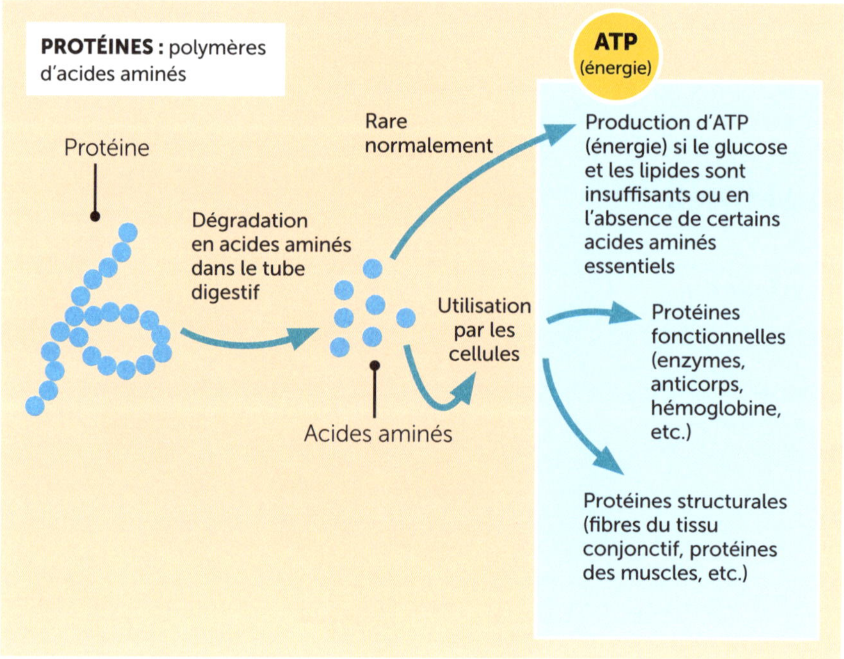

Le rôle des protéines

Les protéines pourraient être considérées comme le matériau de construction de notre organisme.

Elles participent :

- à la structure de nos muscles, de nos organes internes, de notre peau, des os, des ongles ou encore du cerveau ;
- au renouvellement cellulaire ;
- au bon fonctionnement de nos organes ;
- à la synthèse de nos enzymes, de nos hormones, de nos anticorps ou de nos neurotransmetteurs… ;
- à fournir l'énergie : le foie peut transformer un excès de protéines en glucose (réserve d'énergie).

Sources de protéines animales et végétales

PROTÉINES ANIMALES

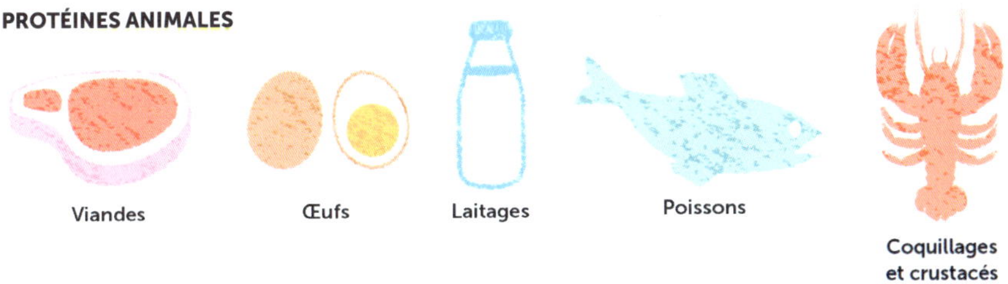

PROTÉINES VÉGÉTALES

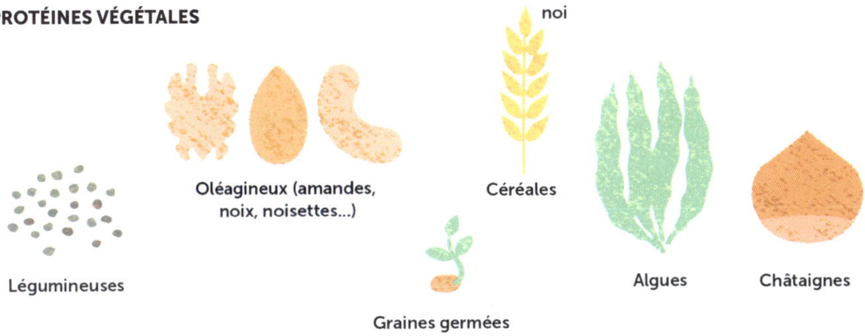

Facteur limitant

Sachez qu'il est tout à fait possible de consommer uniquement des protéines végétales, sans être pour autant carencé. Pensez simplement à les associer à des céréales. Ceci pour être certain d'avoir à disposition tous les acides aminés essentiels. En raison de leurs facteurs limitants, les céréales sont déficitaires en lysine et les légumineuses en méthionine (lentilles et riz, quinoa et haricots rouges...).

À retenir

- Pensez à varier vos sources de protéines.
- Associez légumineuses et céréales (pas forcément au cours du même repas).
- Pensez aux autres sources de protéines comme les oléagineux (amandes, noix...) et les graines germées.

RÉFLEXOLOGIE PLANTAIRE

(voir aussi Crise d'élimination, Détox, Émonctoire)

La réflexologie plantaire est l'un des outils que de nombreux naturopathes utilisent en complément de leur bilan santé. Elle fait à l'origine partie intégrante de la médecine traditionnelle chinoise.
Elle est l'application de pressions spécifiques sur des zones dites « réflexes » du pied.

Tout comme l'iridologie, le pied serait le reflet de notre organisme et de ses différents organes. Grâce aux stimuli envoyés à travers les pressions exercées sur le pied, le système nerveux est stimulé et actionne une réponse physiologique qui peut être motrice, viscérale ou glandulaire. Une phase d'observation du pied peut donner d'autres indications comme notre niveau d'acidification tissulaire.

Quelques exemples où la réflexologie a toute sa place :

- pour solliciter un organe spécifique en vue d'une revitalisation ou dans l'accompagnement d'un drainage ;
- pour réduire les tensions, le stress et participer à la revitalisation d'un organisme ;
- pour rétablir l'état d'équilibre (homéostasie) de notre organisme.

CARTOGRAPHIE DU PIED DROIT

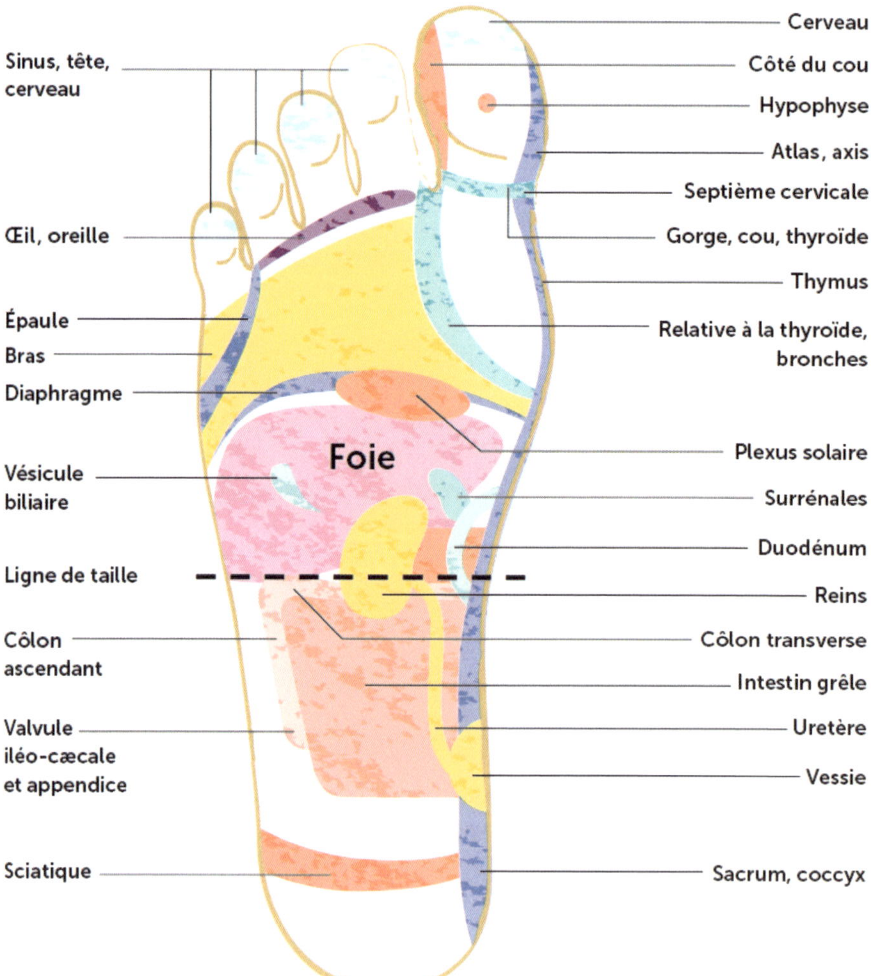

CARTOGRAPHIE DU PIED GAUCHE

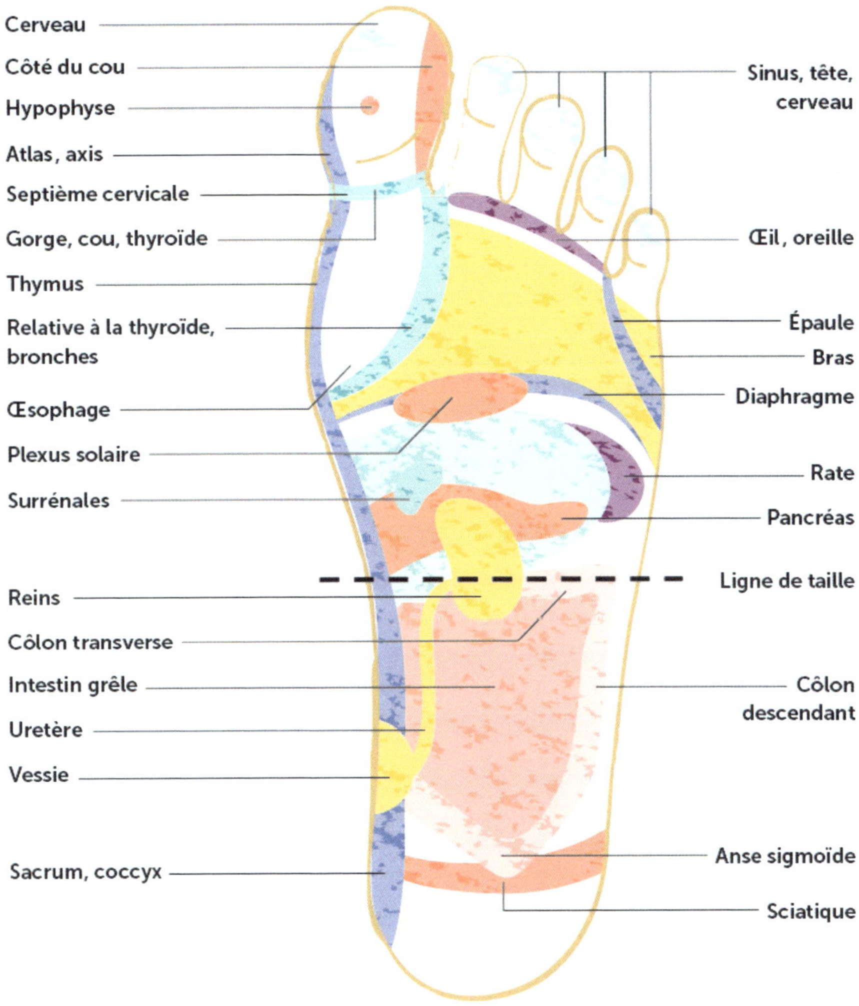

P à R

REIN

(voir aussi Crise d'élimination, Détox, Émonctoire)

Contrairement aux idées reçues, les reins se situent aux niveaux des dernières côtes, bien plus haut qu'on ne le pense. Ils mesurent en moyenne 12 cm chacun et ont la forme d'un haricot. Ils appartiennent à l'appareil urinaire.

Ces organes font partie des émonctoires principaux.

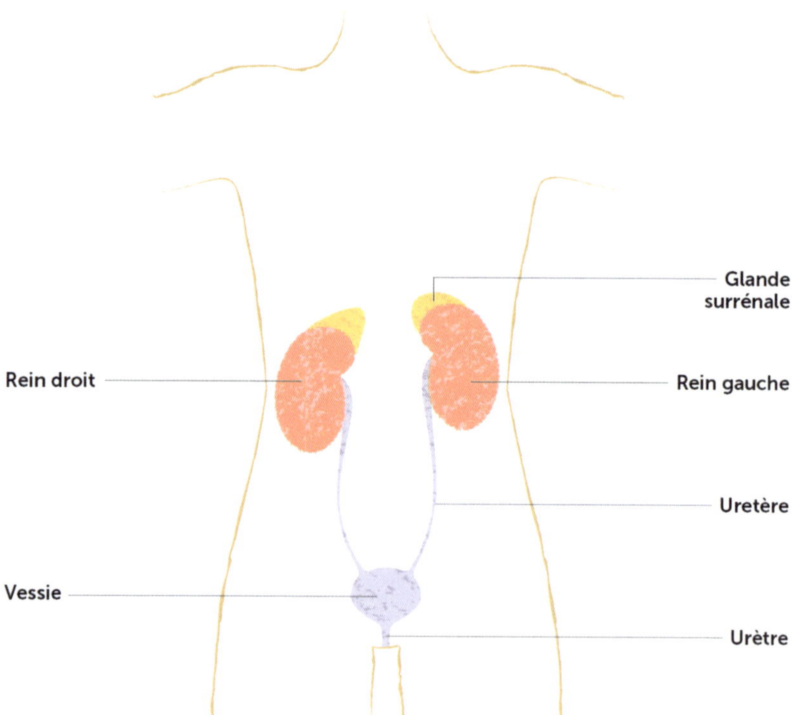

Principaux rôles des reins

Leur rôle est de filtrer les déchets cristalloïdaux (cristaux) hors du sang et de les éliminer, via les urines. Les urines sont en temps normal « jaune clair » (citron). Elles deviennent plus foncées lorsque nous éliminons une quantité importante de déchets.

Parmi leurs autres fonctions, les reins permettent également de maintenir la teneur en eau et en minéraux de l'organisme et transforment la vitamine D en forme active.

Prendre soin de ses reins

Particulièrement fragiles, il faut donc prendre garde à ne pas trop les stimuler, notamment en utilisant de façon régulière des plantes diurétiques de type pissenlit, piloselle, Reine-des-prés… N'abusez donc pas des nombreuses boissons drainantes existantes et vendues à tout-va dans le commerce. Privilégiez la qualité à la quantité et utilisez-les pour une raison précise.

Inversement, boire peu engendre une diminution de la quantité des urines ce qui a pour conséquence une accumulation des déchets toxiques pour notre organisme. 1,5 à 2 litres sont généralement indiqués. Apprenez à vous écouter.

Il est également important de noter qu'en cas de fragilisation des reins, boire de façon excessive est contre-productif. N'hésitez pas à vous rapprocher de votre naturopathe qui pourra utiliser un émonctoire relais si nécessaire.

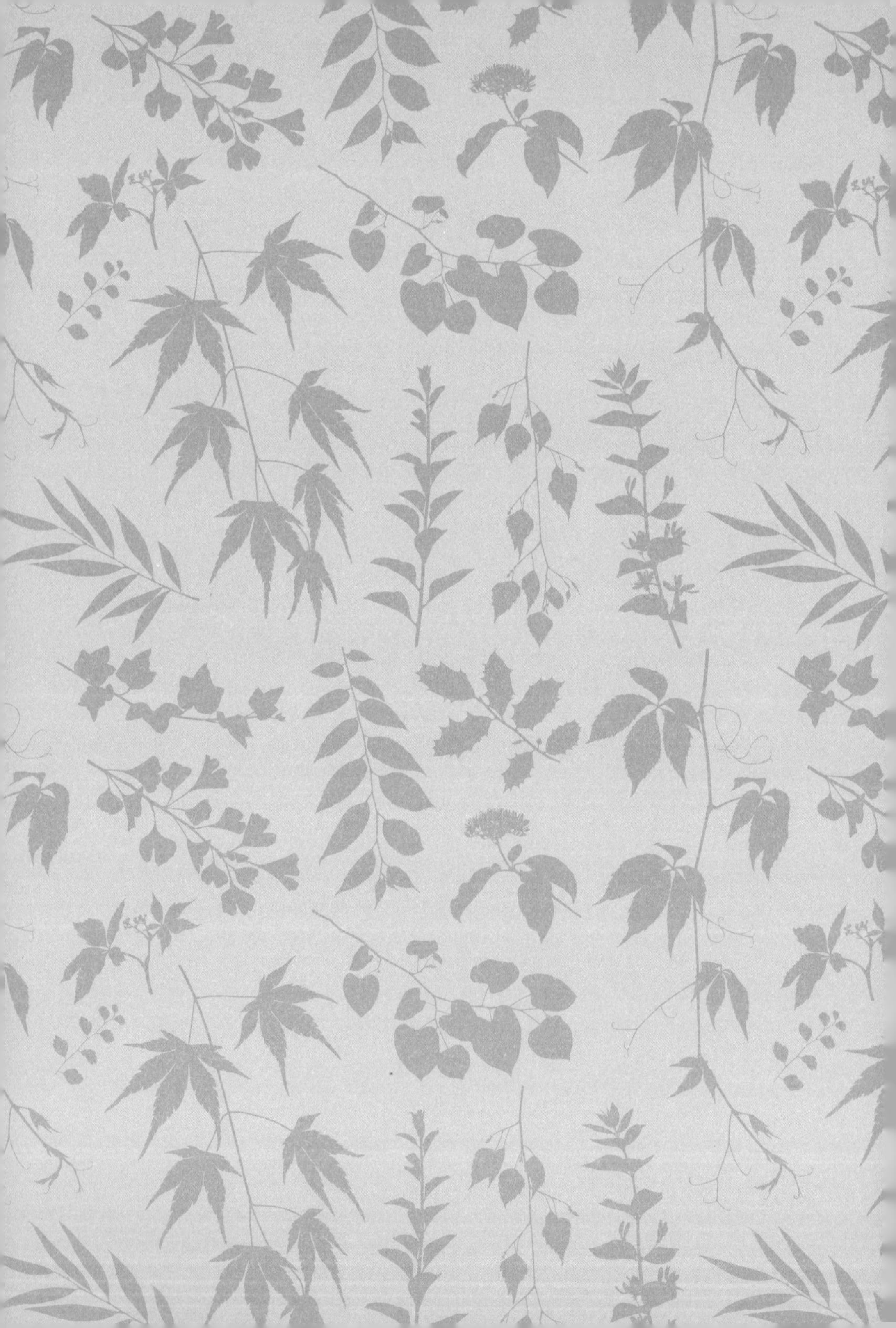

SàV

SGA (SYNDROME GÉNÉRAL D'ADAPTATION)

(voir aussi Neurotransmetteurs, Stress)

Hans Selye a mis en lumière les différentes phases du stress et de notre adaptation à celui-ci. Il décrit notamment son rôle et ses conséquences sur le système nerveux autonome. Il s'agit de la partie du système nerveux qui gère les fonctions indépendantes de notre contrôle comme les muscles lisses (digestion, vascularisation…), les muscles cardiaques, les glandes exocrines (sudation, digestion…) et certaines glandes endocrines.

Les voies efférentes (ganglions sensoriels situés au niveau du crâne) ont deux systèmes antagonistes : le système orthosympathique et le système parasympathique.

Le processus normal du stress selon Hans Selye

Phase 1 : la phase de réaction à un élément stressant

Réaction face à une menace, lorsque « notre survie » est engagée. C'est une phase d'émotion forte (peur, colère, anxiété…), une action physique engagée (combattre ou fuir pour survivre au danger).

Le système nerveux autonome, système orthosympathique, se met automatiquement en route. Les médiateurs adrénergiques, les catécholamines, sont libérés et passent dans le sang (voir Neurotranmetteurs).

➔ **Conséquences sur notre organisme :** celui-ci se prépare à riposter. Les muscles sont vascularisés, la digestion s'arrête, le rythme cardiaque, la tension artérielle et le rythme respiratoire augmentent.

Phase 2 : la phase de redescente

Le système nerveux autonome, système parasympathique, prend le relais.

➔ **Conséquences pour notre organisme :** repos, récupération, relaxation grâce notamment à la libération de l'acétylcholine. Les muscles se relâchent, la digestion reprend, les toxines sont éliminées et la respiration, le rythme cardiaque et la tension artérielle ralentissent.

Le processus anormal du stress

Ce passage de la phase 1 à la phase 2 n'engendre pas de conséquences sur notre organisme pour peu qu'elles ne s'enchaînent pas de façon trop régulière.
La problématique de notre vie actuelle est que nous subissons des stress répétés sans avoir accès à la phase 2 de façon suffisante. Notre système doit donc s'adapter.

Phase 1 : la phase de réaction à un élément stressant

Phase identique, à la différence qu'il n'y a pas d'action de riposte possible.

Phase 2 : la phase d'adaptation

Nous subissons le stress, nous « prenons sur nous ».
Les systèmes orthosympathique et parasympathique se mettent à fonctionner simultanément pour s'adapter au stress répétitif. L'ACTH 5 (adrénocorticotrophine) agit sur les glandes surrénales et entraîne une hausse du taux de cortisol.

Le cortisol : l'hormone de réponse au stress
Le cortisol, une hormone dont l'un des rôles est de réguler le métabolisme des glucides, lipides et protéines, a également une action anti-inflammatoire.

Nous nous focaliserons sur l'implication du cortisol dans le stress. Son rôle est de soutenir l'organisme pour répondre au stress en mobilisant l'énergie nécessaire pour nourrir les muscles, le cerveau et également le cœur. Il peut favoriser la prise de poids avec une accumulation de graisse notamment visible au niveau du ventre. Une chute brutale du cortisol est visible en cas de burn-out.

Pour favoriser le cortisol : consommez du poisson, du chocolat noir, du curcuma. Pratiquez la relaxation, l'activité sportive. Évitez les excitants (alcool, cigarettes, café...). En gemmothérapie, le bourgeon de cassis est l'une des plantes phares.

Conséquences

Peu à peu, nous nous coupons de nous-même :

- négation des émotions, perte de lucidité et de liberté de penser, car nos pensées n'ont plus le temps de mûrir, elles doivent répondre à l'immédiateté ;
- disproportion réactionnelle face à un élément extérieur (colère, anxiété, déprime...) ;
- difficultés relationnelles (isolement, impulsivité...)*.

Notre corps montre les premiers signes de dysfonctionnement :

- affaiblissement immunitaire ;
- dysfonctionnement de la thyroïde et épuisement des surrénales ;
- sensation d'oppression thoracique, crise d'angoisse, boule dans la gorge, tension musculaire ;
- palpitation cardiaque, maux de tête, vertiges ;
- perte de la libido, troubles du sommeil ;
- troubles digestifs, dérèglement de l'appétit (perte ou compulsion)...

*SOURCE : INSTITUT WELLSPRING DES NEUROSCIENCES & DE LA SAGESSE CONTEMPLATIVE

Phase 3 : la phase d'effondrement des systèmes

Elle peut conduire à des troubles :

- psychosomatiques (burn-out, dépression...) ;
- lésionnels (infarctus, ulcères...) ;
- dégénératifs avec précipitation des atteintes du système nerveux central (maladie de Parkinson).

Conseil de votre naturopathe

N'attendez pas ! Une des clés se trouve dans la respiration, la méditation et le lâcher prise. N'hésitez pas à vous rapprocher de professionnels tels que des sophrologues, des psychologues. Prenez soin de vous (massages, soins énergétiques...) et consultez votre médecin si les symptômes persistent.

En naturopathie, le travail se fait autour de l'alimentation, de la révision complète de votre hygiène de vie (réactivité au stress, sommeil...). Il peut vous être conseillé, selon votre profil, une activité sportive plus ou moins soutenue pour éliminer les toxines accumulées.

SYNDROME GÉNÉRAL D'ADAPTATION (D'APRÈS H. SELYE, 1956)

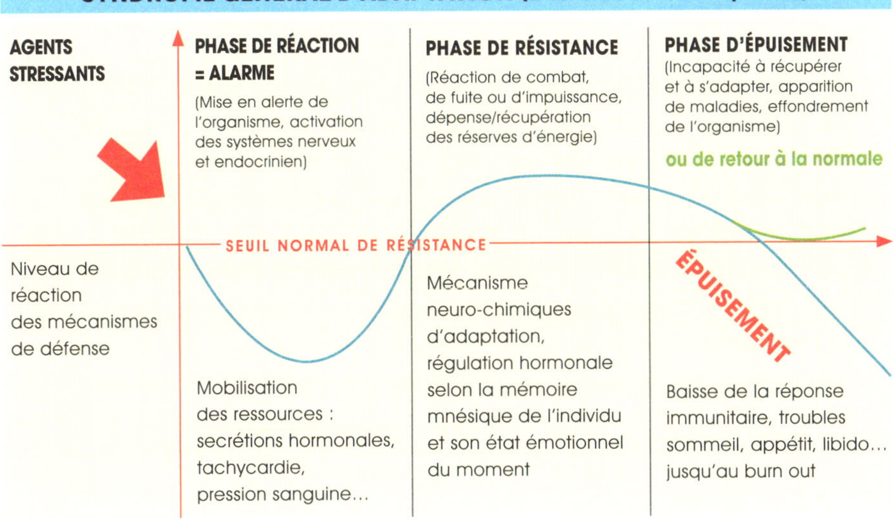

Les grands classiques en complémentation restent le magnésium et les vitamines B. Pour autant, il faudra absolument s'occuper de la CAUSE de votre stress, soit en la réduisant si cela est possible, soit en travaillant sur votre réponse à celui-ci.

Selon la situation et votre morphotype, le naturopathe saura s'adapter.

Les sanguino-pléthoriques ont, par exemple, une bonne réponse au stress. Il faut néanmoins s'en méfier car leur système s'écroule d'un seul coup (crise cardiaque...).

Les neuro-arthritiques réagissent très rapidement et souvent de manière exagérée car ils sont très sensibles. Ils n'ont pas la même résistance au stress et doivent s'aménager davantage de pauses, de temps pour eux au calme. Le système psycho-émotionnel est à surveiller de près.

La cohérence cardiaque

Outil fabuleux pour contrôler le système nerveux autonome grâce à la respiration, cette pratique entraîne de nombreux bienfaits sur la gestion du stress et des émotions.

Il s'agit de la technique du « 365 » : 3 fois par jour, 6 respirations par minute, pendant 5 minutes.

L'inspiration est pleine, sans forcer, l'expiration est lente, la bouche entrouverte, comme si vous souffliez sur une bougie, sans vouloir l'éteindre.

De nombreux tutos sont disponibles sur YouTube® ; il existe également des applications smartphone comme Respirelax®. En solo, rien de plus simple : réglez votre minuteur sur 5 minutes ou plus et mettez un fond musical qui vous détende.

Le stress a également un impact sur notre organisme. Selon le bilan de santé, votre praticien peut travailler sur le système cardio-vasculaire, la reminéralisation, les diverses inflammations, votre digestion... En effet, le stress brûle notamment vos réserves et atteint l'ensemble de votre digestion.

STRESS

(voir aussi Neurotransmetteurs, SGA)

Le stress est un élément faisant partie intégrante de la vie. Il concerne toutes les espèces vivantes. Il peut être nécessaire, comme lorsqu'il en va de notre survie. Il porte alors le nom de EUSTRESS.

Il peut également devenir pathologique et porte le nom de DISTRESS.

Les origines des facteurs stressants, également appelés STRESSOR

Exogène (extérieure) ou environnementale

➔ Agressions, bruits, pollutions chimiques, rythmes de vie, modifications climatiques...

Endogène (créée par la personne)

➔ Réaction à un événement (conflit, deuil, licenciement...).

➔ Réaction d'ordre biologique (douleurs, maladie, déshydratation, carence métabolique...)

Hans Selye (1907-1982) est le « père historique » du stress. C'est lui qui définit le SGA, syndrome général d'adaptation.

TEMPÉRAMENT

(voir aussi Constitution, Diathèse, Émonctoire)

Il existe différentes versions du tempérament : hippocratique, phrénologique...

J'ai choisi les tempéraments définis par Pierre-Valentin Marchesseau car ils sont une très bonne illustration de l'évolution de notre terrain.

Pierre-Valentin Marchesseau, naturopathe, est considéré comme le « père de la naturopathie » en France pour en avoir importé et traduit les concepts en 1935. Il est également l'auteur de plus d'une cinquantaine d'ouvrages sur ce sujet.

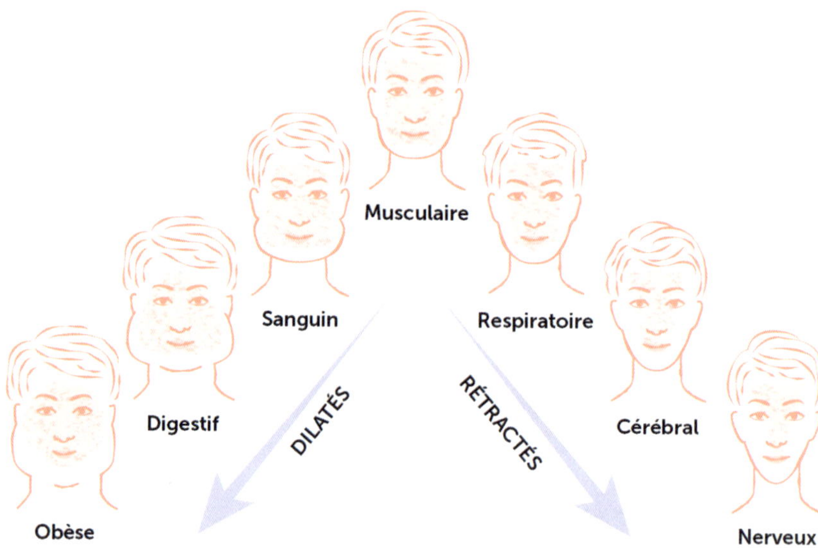

Au départ, il y a l'homme parfait, le **« musculaire ».** Ses émonctoires fonctionnent très bien, il n'a pas de prédispositions particulières, son visage est carré et équilibré.

Sur la gauche, le **« sanguin »** dont la constitution est « sanguino-pléthorique » : comme nous l'avons vu, plus le sanguino-pléthorique va vers ses travers d'épicurien, plus son tempérament évolue, passant de sanguin à digestif et obèse.

Le **« digestif » :** signe d'obésité perceptible, insuffisance émonctorielle, surmenage digestif et sédentarité. Surcharge alimentaire qu'il faut corriger.

L'**« obèse » :** signes d'obésité présents, émonctoires bloqués ou épuisés, glandes (thyroïde, pancréas...) qui donnent des signes de fatigue ou qui sont épuisés, système cardio-vasculaire à surveiller de près. La reprise en main alimentaire est impérative et à travailler avec précaution car le consultant a des prédispositions à des pathologies lourdes.

Sur la droite, le **« respiratoire »** dont la constitution est le « neuro-arthritique » : moins il est à l'écoute de son stress et de son « acido-basique », plus il évolue pour passer du cérébral au nerveux.

Le **« cérébral » :** importante déminéralisation (acidose), il devient de plus en plus frileux. Son système nerveux est affaibli (possibles troubles du sommeil, spasmophilie...) et on peut voir l'apparition de maladies inflammatoires (dermatoses sèches, arthrite, arthrose...).

Le **« nerveux » :** une évolution vers une frilosité et une acidose extrême avec possible terrain névrotique (dépression...), système immunitaire menacé.

Retenez simplement qu'en corrigeant le terrain, il est possible de ne pas évoluer dans la tendance de son tempérament. Par terrain, il s'agit par exemple pour le sanguin de surveiller ses excès de table et d'ajouter une activité sportive dans son quotidien. Pour le respiratoire, il s'agit de travailler davantage sur la gestion du stress et de ses émotions, de penser à prendre du temps pour soi, à se reminéraliser et à adopter des activités physiques adaptées à ses capacités, etc.

TOXINE

(voir aussi Constitution, Diathèse, Émonctoire, Encrassement)

Notre organisme émet naturellement des déchets par ses activités métaboliques. Par exemple, lorsque nous avalons des aliments, ceux-ci subissent d'énormes transformations afin que le corps soit à même de puiser les éléments nécessaires à ses besoins. Le surplus sera éliminé. Ainsi, on retrouve du cholestérol dans la bile.

L'organisme produit également des acides organiques, des produits de putréfaction ou de fermentations intestinales et des toxines issues du stress.

TOXIQUE

Il s'agit d'un apport exogène, c'est-à-dire venant de l'extérieur.

Par éléments toxiques, nous entendons, entre autres :

- l'alimentation (colorants et additifs en tous genres, pesticides...) ;
- les toxiques contenus dans les emballages plastiques, les peintures ;
- les produits d'hygiène corporelle et d'entretien de la maison (lessives, crèmes) ;
- les différentes pollutions (eau, air, ondes magnétiques...) ;
- les métaux lourds (plombages dentaires, aluminium, cigarettes) ;
- les médicaments, certains vaccins...

VITALISME

(voir aussi Causalisme, Holisme, Hygiénisme, Humorisme)

Le vitalisme fait partie des 5 fondements de la naturopathie. Il est la base philosophique de la naturopathie. Il décrit notre énergie de vie, également appelé Prana en Inde ou Qi ou Chi en Chine.

Par exemple, l'acuponcture est une technique servant, en autres, à revitaliser le fluide qui circule dans vos méridiens.

Le rôle du naturopathe : établir un bilan de votre vitalité

Qu'elle est votre réserve d'énergie ? Vous sentez-vous fatigué ou vidé ? Cicatrisez-vous bien ? Quelle est la capacité de votre organisme à réagir aux agressions extérieures...

Le naturopathe cherche à stimuler les pouvoirs d'autoguérison de votre organisme, à restaurer votre terrain pour rétablir l'équilibre (homéostasie) de votre organisme.

Chaque bilan est personnalisé, non issu de « recettes prêtes à emploi », et est établi en fonction de votre vitalité.

Il est également possible de vous orienter vers d'autres techniques complémentaires (magnétisme, massage énergétique, acuponcture...) pratiquées soit par votre naturopathe (s'il a fait la formation complémentaire), soit par un tiers.

VITAMINES

Les vitamines ont-elles un réel intérêt ? Oui, bien sûr, selon vos besoins mais certainement pas dans une consommation excessive et sans discernement. Il est vrai que les sols sont plus pauvres, bien souvent pollués ; notre vie bien plus stressante. Néanmoins, si votre alimentation est diversifiée et votre hygiène de vie bonne (non-fumeur, zen...), vous ne devriez pas avoir de besoins spécifiques en supplémentation.

Voici quelques indications pour cibler davantage vos éventuels compléments.

La vitamine A

La forme animale : rétinol

Comme son nom l'indique elle est ciblée pour la rétine et plus généralement les yeux. Elle protège notamment le cristallin et la vision. Elle régule également la réponse en cas d'inflammation.

➔ **Quand l'utiliser ?** DMLA, inflammation de la cornée, assèchement...

➔ **Où en trouver ?** Huile de poissons, foie, jaune d'œuf, huîtres et poisson.

Attention toutefois, un excès peut être toxique chez les femmes enceintes, allaitantes ou sous pilule.

La forme végétale : le béta-carotène

Nous pourrions dire que c'est la vitamine par excellence pour protéger la peau.

➔ **Quand l'utiliser ?** Anti-oxydante, elle ralentit le vieillissement naturel des cellules et donne un teint hâlé à notre peau. Elle est également intéressante dans la prévention des cancers et le traitement de l'acné.

➔ **Où en trouver ?** Légumes et fruits de couleurs jaunes et orangers comme la carotte, les poivrons, la patate douce, le melon ou l'abricot.

Les vitamines du groupe B

Si l'on devait grossir le trait, nous pourrions dire que ce sont les vitamines « anti-stress » par excellence. Bon nombre sont également intéressantes pour la peau et les phanères (cheveux et ongles). On les trouve principalement dans la levure de bière, les céréales, le foie, les œufs et les légumineuses. Seule la B12 fait bande à part puisqu'on la retrouve uniquement dans le monde animal.

B1 (thiamine)

L'indispensable de notre cerveau.
Elle peut être intéressante pour la mémoire, les migraines, pour lutter contre le stress et la dépression. Elle peut également être efficace pour stimuler les muscles et est essentielle dans l'activité de certains enzymes (« ciseaux pour découper nos aliments »).

➔ **Quand l'utiliser ?** En cas d'examen, de difficulté de mémorisation, de stress (à coupler avec les autres vitamines du groupe B et du magnésium).

➔ **Où en trouver ?** La levure de bière, le germe de blé, les oléagineux, les œufs, le pollen ou les légumineuses.

B2 (riboflavine)

Elle est essentielle dans l'activité de plus de 100 enzymes, elle participe à la fabrication de notre énergie (ATP).

Elle est impliquée également dans notre système immunitaire, dans la production de kératine, protéine indispensable à la beauté de nos ongles, de nos cheveux et de notre peau.

➔ **Quand l'utiliser ?** En cas de fatigue, d'inflammation de la peau ou des muqueuses, de chute de cheveux, de conjonctivite, de rhumatisme, de crevasses...

➔ **Où en trouver ?** La levure de bière, le foie, les oléagineux, les céréales...

B3 (niacine)

Elle participe également à la production d'énergie (ATP) et dans la synthèse de neurotransmetteurs. Elle est également intéressante en cas de problèmes dentaires.

La maladie connue liée à un manque de B3 est la pellagre (dermite, diarrhée et démence).

→ **Quand l'utiliser ?** Insomnie, fatigue, troubles mentaux, dépression nerveuse, humeur changeante et aussi gingivite, inflammations...

→ **Où en trouver ?** La levure de bière, le foie, les champignons, les petits pois, les légumineuses.

B5 (acide pantothénique)

Elle agit sur la cicatrisation, la production d'hormones et participe à la beauté de notre peau et de nos phanères.

→ **Quand l'utiliser ?** Cicatrisation, problème de peau, de cheveux, ongles cassants. Elle est souvent utilisée dans les crèmes contre l'eczéma, les brûlures ou les ulcérations.

→ **Où en trouver ?** La levure de bière, le foie, les légumineuses, les céréales complètes...

B6 (pyroxine)

Elle est un cofacteur dans le métabolisme des protéines, participe à la fabrication de certains neurotransmetteurs. Comme d'autres vitamines du groupe B, elle a une action sur le système nerveux et sur la peau.

→ **Quand l'utiliser ?** Acné, problèmes de peau, troubles nerveux (anxiété, trouble du sommeil...).

→ **Où en trouver ?** La levure de bière, les céréales, le foie, la viande, les légumineuses...

B8 (biotine ou vitamine H)

Elle agit sur la synthèse d'acides gras et dans la production d'énergie (ATP).

➔ **Quand l'utiliser ?** Problèmes de peau et de phanères (cheveux et ongles), et les troubles nerveux.

➔ **Où en trouver ?** La levure de bière, les céréales, le foie, la viande, les légumineuses...

B9 (acide folique)

C'est la vitamine de la femme enceinte par excellence. Elle permet la formation des globules rouges, la croissance et le développement du fœtus.

➔ **Quand l'utiliser ?** Femmes enceintes.

➔ **Où en trouver ?** La levure de bière, les céréales, le foie, la viande, les légumineuses...

B12 (cyanocobalamine)

C'est la vitamine à surveiller de près notamment lorsque l'on est végétarien et surtout végétalien. Elle agit dans la formation de la myéline, gaine permettant de protéger nos neurones. Elle est également impliquée dans la formation des globules rouges et dans le métabolisme des protéines.

➔ **Quand l'utiliser ?** Vérifier par un dosage sanguin en cas de régime végétalien, associé à une anémie, une fatigue, des palpitations...

➔ **Où en trouver ?** Principalement dans le foie et les rognons et aussi dans le poisson, la viande, le poisson et certains sous-produits animaliers (laitages et les fromages).

La vitamine C (acide ascorbique)

C'est souvent la grande oubliée de notre génération « magnésium », elle est pourtant tellement importante et fragile.

Elle est antioxydante et agit dans la synthèse du collagène. Elle est cofacteur dans l'absorption du fer. Elle stimule le système immunitaire, la synthèse de neurotransmetteurs. Elle agit sur la production de cortisone.

➔ **Quand l'utiliser ?** Anti-âge, antistress, antifatigue, elle est particulièrement intéressante en cas de maladie pour booster le système immunitaire. Elle aide également à fixer le fer.

➔ **Où en trouver ?** Dans les agrumes, le kiwi, l'argousier, le persil, les baies de Goji, le foie et les rognons.

La vitamine D2 (ergocalciferol) ou D3 (calciferol)

C'est la vitamine des os. Elle permet d'augmenter l'absorption du calcium au niveau intestinale et rénale. Elle favorise la reminéralisation osseuse

➔ **Quand l'utiliser ?** Croissance de l'enfant, ostéoporose, rachitisme osseux.

➔ **Où en trouver ?** Le soleil. C'est en effet lui qui permet à la peau de la synthétiser.

En hiver, vous pourrez vous complémenter sous 2 formes :

- la D2 se trouve principalement dans les céréales et les bouillons de légumes. Elle est difficilement absorbable et dans le commerce, elle est bien souvent de synthèse ;
- la D3 se trouve principalement dans les huiles de poissons (huile de foie de morue) et les poissons.

La vitamine E (tocophérol)

C'est la vitamine de la fluidification sanguine. Elle est également antioxydante, stimule le système immunitaire et aide à lutter contre le processus tumoral en favorisant la réparation des membranes et de l'ADN.

➔ **Quand l'utiliser ?** Maladies cardio-vasculaires, cancers, maladies dégénératives (Parkinson, Alzheimer, dégénérescence maculaire) ; en cas de maladie pour soutenir le système immunitaire.

➔ **Où en trouver ?** Les céréales, les œufs, les huiles végétales, les oléagineux, les graines germées...

La vitamine K

C'est la vitamine de la coagulation.

➔ **Quand l'utiliser ?** En cas de problèmes de coagulation.

➔ **Où en trouver ?** Les céréales, les œufs, les légumes verts, les huiles végétales.

Notes personnelles

L'autrice

Audrey Carsalade est naturopathe, coach en déploiement d'activité, formatrice, conférencière et autrice. Curieuse, positive, passionnée et polyvalente, elle se remercie d'avoir écouté cette petite voix qui la poussait à croire en ses rêves. Après des années à travailler dans le milieu du luxe, elle change radicalement de vie et se forme à la naturopathie à l'IFSH et au coaching à l'IIN (Institute of Integrative Nutrition à New York). Audrey s'investit aujourd'hui pour accompagner les entrepreneurs à faire preuve d'audace en osant prendre leur place et à rayonner dans leur activité. Elle voit la naturopathie holistique et le coaching comme de formidables supports pour atteindre ses objectifs de vie !

Dans la même collection

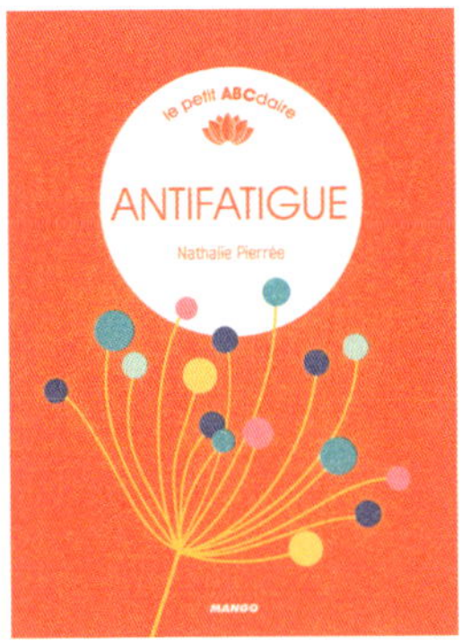

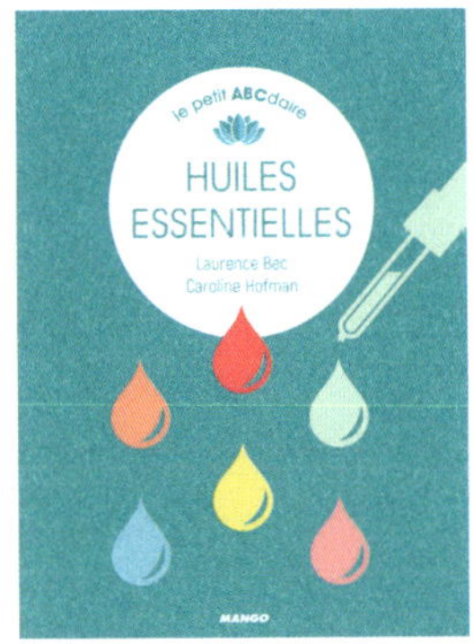

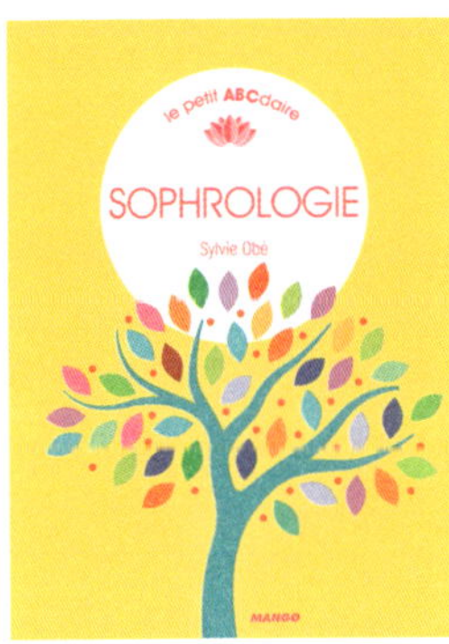

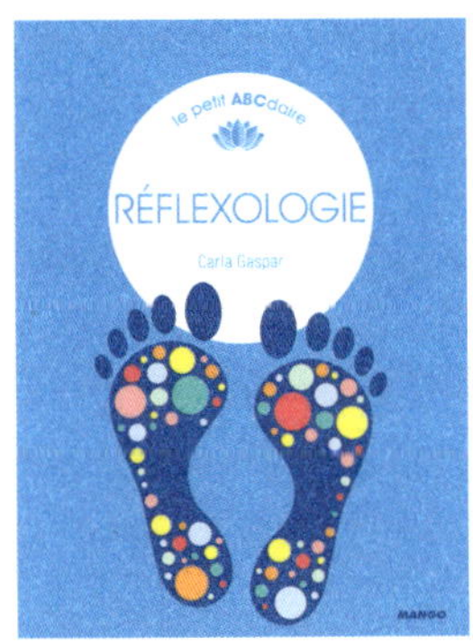

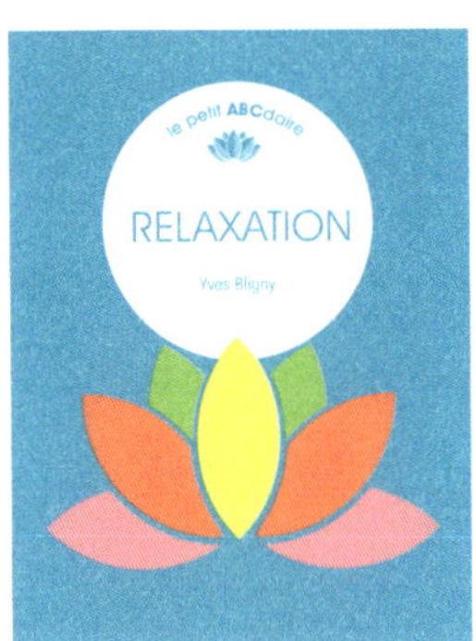

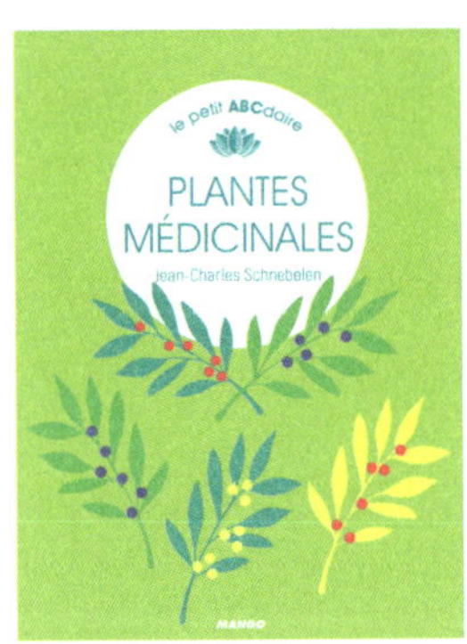

Direction : Guillaume Pô

Direction éditoriale : Tatiana Delesalle

Édition : Iris Dion

Direction artistique : Sylvaine Beck et Juliette Noblot

Mise en pages : La Cédégraphe

Illustrations : Laurent Stefano

Direction de fabrication : Thierry Dubus

Suivi de fabrication : Sabine Marioni

www.mangoeditions.com

Dépôt légal : mai 2020
1re édition
ISBN : 9782317023088
Code MDS : MN23088

Achevé d'imprimer en avril 2020 par GraphyCems en Espagne
N° d'édition : M20114

MIXTE
Papier issu de sources responsables
FSC® C007507

Ce livre s'inscrit dans une démarche écoresponsable : Il est composé de matériaux issus de forêts bien gérées, certifiées FSC® et d'autres sources contrôlées. Cette certification garantit une empreinte carbone réduite et une gestion raisonnée de la forêt, qui maintient la biodiversité et protège les écosystèmes. Il est imprimé avec des encres à base d'huile végétale, c'est-à-dire fabriquées principalement à partir de matières premières renouvelables, sans huiles minérales et biodégradables. Il a été imaginé et conçu en France, et imprimé en Europe.